心理危机干预

36 计

徐中收 著

清华大学出版社

北京

内容简介

本书基于古代军事著作《三十六计》，阐述了 36 个青少年学生心理危机案例，每个案例自成一体，既有理论支撑，又有实操提炼，可为中小学教师的专业发展和社会大众心理健康水平的提高提供参考途径和方法。心理危机干预对于国家的稳定和发展、对于身心健康青少年的培养都具有重大意义。

本书为中小学心理教师、心理咨询师、家长和社区工作者化解心理危机提供了丰富的策略指导和方法创新。

图书在版编目(CIP)数据

心理危机干预 36 计/徐中收著. —北京：清华大学出版社，2020.9（2024.11重印）
ISBN 978-7-302-56336-5

Ⅰ. ①心… Ⅱ. ①徐… Ⅲ. ①心理干预—青少年读物 Ⅳ. ①R493-49

中国版本图书馆 CIP 数据核字(2020)第 167372 号

责任编辑：石　伟　李玉萍
装帧设计：杨玉兰
责任校对：吴春华
责任印制：宋　林
出版发行：清华大学出版社
　　　　　网　　址：https://www.tup.com.cn，https://www.wqxuetang.com
　　　　　地　　址：北京清华大学学研大厦 A 座　　　邮　编：100084
　　　　　社 总 机：010-83470000　　　　　　　　邮　购：010-62786544
　　　　　投稿与读者服务：010-62776969，c-service@tup.tsinghua.edu.cn
　　　　　质量反馈：010-62772015，zhiliang@tup.tsinghua.edu.cn
印 装 者：小森印刷霸州有限公司
经　　销：全国新华书店
开　　本：170mm×240mm　　印　张：13　　　字　数：197 千字
版　　次：2020 年 11 月第 1 版　　　　　　印　次：2024 年 11 月第 5 次印刷
定　　价：39.80 元

产品编号：089062-01

中华文化博大精深，五千多年来一直深深影响着中华儿女的思维、行为、生活方式等各个方面，其精髓总结起来，概括为两个字，就是道与术。

道这个字起源于老子的《道德经》，"道生一，一生二，二生三"，道是本源。宇宙中的一切都遵循"道"，此为大道；而人类对世界的理性理解，也可称为"道"。比如某人在某个领域钻研久了，人们常常会说此人掌握了门道。因为他可以掌握那个领域的变化，可以预测走向，也深知那个领域的"道"。

什么是术？术是能力，是知识、方法、策略和经验的集合；术也是可以解决实际问题的流程和策略，是可以提高效益和效率的技巧。《孙子兵法》有云："道为术之灵，术为道之体；以道统术，以术得道。"术的总结、优化都要有一个战略指导思想，那就是"道"，否则没有战略，任何战术都是偶然的、侥幸的。而好的经验、好的方法、好的技巧又可以加深对"道"的理解。

心理危机干预中有无"道"与"术"？答案当然是肯定的。那么，心理危机干预中的"道"是什么？我认为，心理危机干预中的"道"就是生命高于一切，心理危机干预以化解心理危机、拯救生命为最高准则！具体地说，就是敬畏生命，尊重生命，珍惜生命。

敬畏生命就是时时处处感受到生命与世界的关系，对生命有一种"鸢飞鱼跃，道无不在"的顿悟与喜悦；对每个来访者都有怜悯之心，不遗余力地捍卫生命的尊严。

尊重生命就是尊重生命的存在，知晓生命的不可重复性。无论来访者地位的高低贵贱、贫穷富有、年龄大小，还是问题严重与否，都要唤醒他自身美好的"善根"，激发他开阔胸襟，走向阳光。

珍惜生命就是理解生命的价值与意义，处理好与自我的关系，清楚地知道"我是谁""我为何而来"。面对人生的挫折与磨难，能够百折不挠、坚忍不拔；面对人生的顺利与成功，能够泰然处之，不骄不躁。

心理危机干预的"术"就是化解心理危机的知识、方法、策略和经验，具体地说，就是来自精神分析、人本主义、认知疗法和行为主义等的心理技

术与方法。

道是思想，术是方法，道术合二为一，才是正道。

《三十六计》是我国古代三十六个兵法策略，语源于南北朝，成书于明清。它是我国古代兵家计谋的总结和军事谋略学的宝贵遗产，是中华民族智慧的结晶。《三十六计》既是兵"道"，又是兵"术"，是"道""术"高度合一的典范。

徐中收老师从事中小学心理健康教育工作二十余载，是我的硕士研究生，也是浙江省心理健康教育特级教师。在区域工作中，徐老师勇于开拓与创新，担任浙江省永康市心理健康教育指导中心办公室主任，大力推进学校心理辅导行政建设，组建具有较强辅导能力的心理健康教师队伍，将永康市的心理健康教育工作做到从无到有、从弱到强，乃至成为浙江的一大教育特色，《中国教育报》曾三次长篇报道，中央电视台将此作为素质教育的典型做专门报道。在心理辅导工作中，徐老师热衷于道术合一，一方面，积极汲取"三十六计"的精华，参悟其中的"道"与"术"；另一方面，积极将"三十六计"与现代心理学的方法和技术融为一体，使之成为自创的"心理兵法"，为处于迷惑困境或抑郁痛苦的生命服务，渡人自渡。徐老师有十余起重大心理危机事件善后处理的经历，在省内外小有名气；徐老师在心理危机预防性干预和引导性干预方面也有丰富的经验，成功地化解了许多严重的心理危机，为社会的稳定与和谐做出了重要贡献。徐老师可谓是心理危机干预的"门道"中人。

与其说本书是徐中收老师学校心理健康教育工作经验的总结，不如说是徐老师在心理危机干预领域"道""术"合一探索的智慧结晶，也是中华优秀传统文化与现代心理学融合的大胆尝试，精神可嘉，壮举可嘉。

德国哲学家雅斯贝尔斯（Karl Theodor Jaspers）说："教育的本质意味着，一棵树摇动另一棵树，一朵云推动另一朵云，一个灵魂唤醒另一个灵魂。"但愿本书是一种启蒙，一种唤醒，一种打开，一种点燃，启蒙、唤醒、打开和点燃有待于启蒙、唤醒、打开和点燃的灵魂！

是为序。

李伟健

二〇二〇年六月

1964 年，心理危机干预鼻祖卡颇兰（G. Caplan）在对心理危机进行系统研究之后，首次提出了心理危机（psychological crisis）的概念。他认为，心理危机是当个体面临突发或重大生活事件（如亲人死亡、婚姻破裂或天灾人祸）时所出现的心理失衡状态。具体来说，就是当一个人面临困境时，他先前处理危机的方式和惯常的支持系统不足以应对眼前的处境，即他所面临的困难情境超过了他的承受能力，这时就会产生暂时的心理困扰，这种暂时的心理失衡状态就是心理危机。

2003 年，美国心理学家 Kristi Kanel 对心理危机的实质和发展过程做了更为合理和清晰的解释，他提出无论是从哪个角度去定义心理危机，其实质都包括 3 个基本部分：①危机事件的发生；②对危机事件的感知导致当事人的主观痛苦；③惯常的应付方式失败，导致当事人的心理、情感和行为等方面的功能失衡。这种定义比较全面而准确地概括了心理危机的过程与实质，因而得到许多学者和临床工作者的认同。

简而言之，心理危机是指由于突然遭受严重灾难、重大生活事件或精神压力，使生活状况发生明显的变化，尤其是出现了用现有的生活条件和经验难以克服的困难，致使当事人的心理、情感和行为等方面功能的失衡状态。

校园心理危机是指在学校校园生活范围内，由于各种突发的、重大的危机事件所引起的校园成员（学生、教师、职员等）心理严重失衡状态。这种心理严重失衡状态在未成年人中常表现为轻生自杀、肢体自残、暴力攻击、离家出走、网络成瘾，以及吸毒、酗酒、性行为错乱等冲突性的行为。如果这些冲突性的行为没有在心理层面予以有效干预，就可能转换成潜在的压力和焦虑，进而形成严重的心理障碍和心理疾病，直接影响青少年人格的健康发展。由于心理危机而导致的这些冲突性行为是造成中小学生非正常死亡发生率上升的重要原因之一。

面对发生在校园内外的青少年心理危机，我们必须高度重视并开展行之有效的心理危机干预。

心理危机干预就是指运用心理学、心理咨询学、心理健康教育学等方面的理论与技术对处于心理危机状态的个人或人群进行有目的、有计划、全方位的心理指导、心理辅导或心理咨询，以帮助其平衡已严重失衡的心理状态，调节其冲突性的行为，降低、减轻或消除可能出现的对人和社会的危害。

心理危机干预除了要求比较娴熟地运用心理理论与技术之外，作为教师，特别是学校心理教师，还需具备心理危机干预智慧，有勇有谋，智勇双全。

《三十六计》是我国古代兵书，根据我国古代卓越的军事思想和丰富的斗争经验总结而成，是中华民族智慧的结晶，也是中华民族优秀文化遗产之一。三十六计又称"三十六策"，语源于南北朝，成书于明清。它对现代社会各行各业的指导作用和意义也非常大，经常能看到各界精英熟练运用三十六计，从而获得成功的实例。

作为一名心理学工作者，我在二十余载心理学研究中，自觉汲取《三十六计》的智慧和精华，把它与心理理论和技术融合为一体，发挥其谋略之优势，"设兵布阵""攻城略地""过关斩将"，出奇制胜，化解重重危机，援助了一个又一个处于危机中迷茫的生命和脆弱的灵魂，帮助他们"凤凰涅槃""飞龙在天"。

心理学研究发现，人们对危机的心理反应通常经历以下几个阶段。首先是冲击期，发生在危机事件发生后不久或当时，感到震惊、恐慌、不知所措。如突然听到朋友自杀，尤其是自杀所带来的系列性严重后果时，大多数人会表现出恐惧和焦虑。其次是防御期，表现为想恢复心理上的平衡，控制焦虑和情绪紊乱，恢复受到损害前的认识功能。但不知如何做，这时候会出现否认、合理化等心理防御机制。再次是解决期，积极采取各种方法接受现实，寻求各种资源努力设法解决问题。焦虑减轻，自信增强，社会功能恢复。最后是成长期，经历危机后变得更成熟，获得应对危机的技巧。但也有人消极应对而出现种种心理不健康的行为。

心理危机干预从过程上来说包括预防性干预、引导性干预、维护性干预和发展性干预。

（1）预防性干预：在重大事件可能发生前的心理干预。预防是最经济、

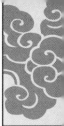

最有效的健康策略。古人说："上工治未病，不治已病。""良医者，常治无病之病，故无病。"

（2）引导性干预：在重大事件发生时的心理干预。对有心理困扰或心理问题的师生进行有效的个别辅导，提供有针对性的心理支持；或根据情况及时将其转介到相关专业心理咨询机构或心理诊治部门，并做好协同合作、回归保健和后续心理支持工作。

（3）维护性干预：在重大事件发生后的心理干预。明确心理危机干预工作流程，出现危机事件时能够做到发现及时、处理得当，给予师生适当的心理干预，预防因心理危机引发自伤、他伤等极端事件的发生。

（4）发展性干预：在当事人（或人群）心理康复后，以促进继续健康发展为目标的心理干预。发展性干预也包括对健康人群的发展性心理健康教育。

心理危机干预从对象上来说包括当事人干预、与当事人相关人群干预、当事人亲属人群干预。

（1）当事人干预：对事件发生现场中的直接当事人或人群的心理干预。

（2）与当事人相关人群干预：对不在事件发生现场但与当事人或人群有密切接触并受影响的人或人群的心理干预。

（3）当事人亲属人群干预：对当事人或人群的亲属人群的心理干预。

心理危机干预从形式上来说包括现场干预、来访性干预、跟踪性干预。

（1）现场干预：在重大事件现场与其他专业人员配合和合作对当事人或人群的心理干预。

（2）来访性干预：对有冲突性行为爆发倾向的求助人或人群的心理干预。

（3）跟踪性干预：重大事件发生后，对当事人或人群、相关人或人群的补救性心理干预。

危机既是危险又是机遇。危险意味着平衡稳定的破坏，引起混乱、不安。如果不能得到很快控制和及时缓解，危机就会导致人们在认知、情感和行为上出现功能失调以及社会的混乱。它具有危害性、风险性和时间的紧迫性的特点。机遇意味着成长的机会，心理创伤的自愈和疗愈，经历危机的个体在认知、情感和行为上成熟而稳定，积极而坚强。

本书基于《三十六计》，既继承其军事谋略的本意，保持其本身的价值；又创新了《三十六计》，赋予它新的时代意义及其在心理危机干预中的价值。因此，每一计既有计名来历、原意、比喻，还有引申义，把每一计策与心理危机干预有机联系起来，从而为化解心理危机提供解决策略和途径。无论是"旧瓶装新酒"，还是"新瓶装旧酒"，都彰显了"酒"本身的价值，并且提高了"酒"的附加值。

本书在技术应用上博采众家之长，不拘一格。在一些案例中，运用自创的意象系统对话技术引导来访者进行"想象""冥想"，开展"潜意识对话"，达到一些意想不到的辅导效果，用心良苦。

当然，由于作者理论和经验的浅薄，本书存在许多不足，敬请前辈、专家、同行和广大读者不吝赐教。

编　者

心理危机干预36计

目　录

目
录

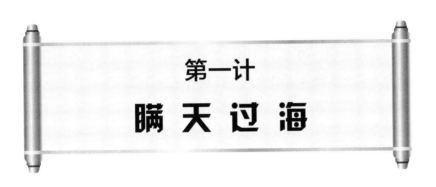

第一计
瞒 天 过 海

本计出自一个传说。唐贞观十七年（公元 643 年），唐太宗李世民率军 30 万亲征高丽国，见大海白浪滔天，一望无际，一筹莫展。部将薛仁贵急中生智，用计引唐太宗穿过一条用帷幕遮蔽的通道，来到一个绣幔锦彩、茵褥铺地之处，大张筵席，宴请群臣……过了好久，忽闻涛声如雷，杯盏倾倒，周围一片摇晃。唐太宗询问缘由，近臣撤去帷幕，只见大海茫茫，水天一色。薛仁贵奏，是他用"瞒天过海"之计，借助风力，将 30 万大军渡过大海，就要到达彼岸了。

瞒天过海原意为瞒着皇帝，平稳地渡过大海；比喻人为地造成对方的错觉，以达到获胜的目的。在心理危机干预中，瞒天过海引申为心理辅导教师故意一而再、再而三地迷惑有心理危机的人，使对方放松戒备，然后突然行动，从而化解危机。

跳河危机，如何化解

自杀是指个体在复杂心理活动作用下，蓄意或自愿采取各种手段结束自己生命的行为。自杀不是突然发生的，它有一个发展的过程。日本学者长冈利贞指出，自杀过程一般为：产生自杀意念→下决心自杀→行为出现变化+思考自杀的方式→选择自杀的地点与时间→采取自杀行为。对于不同年龄、不同个性、不同情境下的人，自杀过程有长有短。

自杀分为情绪性自杀和理智性自杀两类。情绪性自杀常常由爆发性的情绪所引起，包括由委屈、悔恨、内疚、惭愧、激愤、烦躁或赌气等情绪状态所引起的自杀。此类自杀进程比较迅速，发展期短，甚至呈现即时的冲动性或突发性。理智性自杀不是由于偶然的外界刺激唤起的激情状态导致的，而是由于自身经过长期的评价和体验，进行了充分的判断和推理以后，逐渐地萌发自杀的意向，并且有目的、有计划地选择自杀措施。因此，理智性自杀的进程比较缓慢，发展期较长。

据新华社一篇名为"和谐社会需要尊重和鼓励失败者"的文章中引用的数字，我国每年自杀人数达 28.7 万，还有 200 万人自杀未遂。也就是说，我国每 2 分钟就有 1 人死于自杀，同时有 8 个人自杀未遂。

据调查，自杀是我国 15 至 34 岁人群死亡的首要原因，5 至 24 岁的自杀人数每年竟高达 15 万人以上。

有一天傍晚，我突然接到一个陌生电话，电话里传来歇斯底里的声音，他说，他在某座桥上，再过一小时他就要从桥上跳下去，他的奶奶就是在这个时间点去世的，他要去见奶奶，和奶奶生活在一起。我问他给我打电话是什么意思，希望我帮他做点什么。他说，去年我去他的学校讲过课，他向我要了手机号码，觉得我懂他，希望在跳河之前见我一面，可以没有遗憾。

面对拟自杀者的求救信号或者是告别信号，如何应对？

如何拖延时间，让拟自杀者放松戒备，给我们救助的机会？瞒天过海的确是处理自杀危机的好计策。

第一招：当机立断，中断通话

当我接通电话，了解了拟自杀者的自杀意图与自杀前的愿望后，我故意大喊："你说什么？听不见，听不见，听不见！信号不好，你等等，我到信号好的地方马上给你打电话，等一会儿！"

用此一招，作为心理危机干预者，在电话中一定要用紧张、焦急的声音与对方通话，让对方感觉到你对他的关心和重视，并且在想方设法与他取得联系，以免他在沮丧、无助和绝望中产生冲动、过激的行为。

第二招：立即报警，巧妙布兵

我立即拨通 110 报警电话，把事件做了简要通报，并且提了 6 点要求。其一，要求 110 指挥中心立即把监控系统切换到某座桥，锁定要自杀的人。其二，马上出警，要求公安人员乔装打扮成清洁工人、路人等身份到现场，不要刺激要自杀的人。其三，马上在河面上布下救援人员及救援设施，做好应急准备。其四，马上对此路段进行有效的交通管制，做好行人疏通工作，尽可能让较少的无关人员进入现场。其五，不要让任何媒体人员进入现场，以免引起不必要的麻烦。其六，在一小时之内不要有任何行动，等我赶到现场后再采取措施，我会设法稳定拟自杀者的情绪。

与 110 工作人员的沟通，用语一定要简明扼要，绝不能啰唆；叙述一定要清楚，绝不能没有重点；讲话语气一定要坚定，绝不能犹犹豫豫；意图一定要明确，确保切实可行；指令要到位，确保各司其职；对不良后果有预见性，避免恶性事件的发生。

第三招：继续通话，稳定情绪

我重新接通了男生的电话，向他表示歉意，由于信号不好，刚才放了他的"鸽子"。男生听到放他鸽子几个字，轻声说，"真怕老师不理我。"

"其实，我刚才好怕失去与你见面的机会。谢谢你，你还在等我。"我

也轻声说。

"不会的，我一定会等你的。见你是我唯一的愿望！"他的声音加大了一些。

"我好幸福，我是你离开之前唯一想见面的人！谢谢！"我也加大音量。

"实际上，我不想离开，我才17岁。"他的话里有哭音。

"发生什么事了？和我说一说，好吗？"我温柔地说。

"唉，一言难尽，我是有苦无处诉。心里的痛苦只有我自己知道，我已经忍受十来年了……为什么要生下我？为什么？"突然，男生号啕大哭起来。

男生一边哭，一边诉说他的种种不幸，他的父母是如何吵架，如何打骂他，如何离婚，如何不养他等。他说奶奶是唯一疼他的人，是他最亲的人，奶奶给了他所有的爱。可是，奶奶一个月前因病去世了，他非常痛苦，他真的不知道如何活下去。

坐在出租车上，我一边倾听，一边共情，尽量让他沉浸在往事中，不停地宣泄痛苦的情绪，发现曾经的美好和快乐。

使用此招，我的意图非常明确，一方面，我想转移他的注意力，让他把注意力转移到他对往事的回忆上来，以避免他发生冲动的行为、没有给我救助他的机会；另一方面，我想给他一个宣泄不良情绪、发泄痛苦的机会，让他在宣泄和发泄中找到活下去的勇气和能量。此外，我想让他明白，人之不如意事十有八九，苦难对于一个人来说是一种人生经历，也是人的成长过程中难得的财富，苦难能够帮助人看到生活的本质，并且找到人生幸福的本源。

第四招：救援成功，安全收兵

司机师傅一路快马加鞭，40多分钟后，我走上了那座桥。

男生孤单地站在桥中央栏杆边，望着波涛汹涌的河水。风有点大，男生瘦弱的身体在风中有点晃动。我慢慢地走近他，桥头十多名穿着各式衣服的人跟着我也慢慢地靠近男生。

"老师，我终于见到你了，呵呵。"男生脸上略显尴尬。

"是的，我赴约来了，没迟到吧？"我哈哈一笑，快步跑上前，一把抱住他，紧紧地。

"没有，你提前到了。谢谢！"他安安静静地伏在我怀里。

我身后的警察把我俩围在中央，欢呼雀跃。

当一个人在自杀之前还有与人通个电话、见个面的意愿，这说明他对于生命还是留恋的，他是希望抓住最后一根救命"稻草"的！我们要勇于做他的救命"稻草"，用我们的智慧救人于痛苦的深渊！毕竟，人要结束的是痛苦，而不是生命！

第二计

围 魏 救 赵

　　本计出自《史记》记载的齐魏桂陵之战。计名则见于明朝罗贯中《三国演义》第 30 回："此孙膑围魏救赵之计也。"

　　围魏救赵原指战国时齐军用围攻魏国的方法，迫使魏国撤回攻打赵国的部队而使赵国得救；现借指用包抄敌人的后方来迫使其撤兵的战术。在心理危机干预中，围魏救赵引申为心理辅导教师绕开问题的表面现象，着眼事物的本源，待机化解危机。

高考前夕，学霸心焦

临近高考，总有家长为了子女能够考出好分数，以各种物质奖赏"利诱"孩子；学校为了多培养出几个考上名牌学校的学生，除了让学生加班加点学习之外，还开展"百日冲刺""状元榜"等心灵鸡汤类的活动；各方还会慰问和表彰所谓的"学霸"，期望他们为当地拔得头筹。考前焦虑就像阴霾笼罩着考生，挥之不去，压得人喘不过气来。

高考前几天，一名高三学生李勤奋（化名）有气无力地来到我的工作室。李勤奋看上去背有点驼，两鬓有些斑白，一脸"乌云密布"。

"哦，请问你有什么不舒服的吗？"我关切地问。

"活不下去了！"他无力的眼睛瞟了我一眼。

"你是有点累，嗯，好像有点压力。"我说。

"何止有点，压力山大！我要崩溃了！"他突然大吼起来。

……

原来李勤奋是某特色高中重点班的学生，学习成绩一直名列前茅。随着高考的逼近，他逐渐出现了较为严重的考试焦虑症状，如失眠、神经衰弱、莫名头疼与腰痛，注意力难以集中，记忆力减退等。最让他恼火的是，近几次考试竟然退步了十余名！

如何缓解李勤奋的高考焦虑，帮他度过当前的困境？围魏救赵的确是处理考试焦虑的好计策。

李勤奋的主要问题是考前过度焦虑。最有效的策略就是分化敌人——发现考前过度焦虑的薄弱点，各个击破，最终缓解考试焦虑。

第一招：看焦虑意象，知当下

如何分化敌人？只有了解敌人，看清敌人动态才可以发起进攻。于是，我请李勤奋在长沙发上躺下来，深呼吸，放松身体，静下心来，闭上双眼开始想象。在我的引导语的作用之下，李勤奋看到了一个意象：一只被五花大绑着的无力的小狗。

第二招：为绳索命名，明需求

面对捆在身上的绳索，我引导李勤奋为每条绳索命名。李勤奋说出了各条绳索的名称：金牌，代表荣耀；美元，代表好工作；项链，代表爱情；别墅，代表幸福；豪车，代表事业。

第三招：破解绳索，解困境

金牌、美元、项链、别墅和豪车，如果没有这些会如何？我引导李勤奋在想象中用一把锋利的小刀割断捆绑在小狗身体上的所有绳索。当他割断绳索时，他长长地呼出一口气："啊，终于解放了！"然后，我又引导他把那些绳索扔得远远的，这时他眉飞色舞地说道，"好舒服，好轻松！"

第四招：绽放生命，得活力

李勤奋的生命意象是一只无力的小狗，眼睛无神。要让李勤奋有勇气、有信心、有力量面对当下的高考焦虑，必须让他恢复生命活力，让生命之花重新绽放。

于是，我引导李勤奋再度看看自己的意象。慢慢地，一只充满活力的、威风凛凛的狮子出现了，狮子在一片绿茵茵的草地上打了个滚，发出一声吼叫，在森林里久久回荡。

我引导李勤奋带着狮子的意象回到现实中，把此意象永远放在心里。他睁开眼睛，炯炯有神，透着自信、坚定和果敢；脸上容光焕发，神采奕奕；说话时声音洪亮，中气十足；笑声爽朗，发自肺腑。

第五招：合力作战，获成功

要完全战胜高考焦虑，不仅学生自身要有足够的勇气、信心和坚强的意志，还需要家庭、学校力量的整合，为考生创设良好的物理空间和心理空间，保持良好的复习状态和考试心态。

家庭氛围要轻松如平常。父母不要过多关注考生的言行举止，不要过度询问考试成绩，不刻意购买各种佳肴补品。父母应和平时一样，该干什么就干什么。只有家庭氛围和谐，考生才会睡得好，吃得香，心情愉快，学习效率高。

学校更要在考生心理建设上做文章。组织一些文娱活动，让学生开怀大笑；组织一些游戏体育竞赛，让学生放松身体；组织一些小主题辩论活动，让学生发散思维，大开脑洞；组织开展"美好未来"畅想活动，让学生拥有积极乐观的阳光心态。

要让学生正确认识焦虑，接纳焦虑，与焦虑合作、交朋友。要让学生明白，适度焦虑有助于在考试中正常发挥，甚至有助于超常发挥。

第三计
借刀杀人

　　本计内容在春秋战国的史书中多次可见，而"借刀杀人"则见于明代戏剧《三祝记》"这所谓借刀杀人，又显得恩相以德报怨，此计如何"一语中。这出戏是写范仲淹的政敌企图让他担任军队统帅——环庆路经略招讨使，去平息西夏人赵元昊，企图借西夏人的刀杀害范仲淹的故事。

　　借刀杀人原意是指在对付敌人的时候，自己不动手，而利用第三者的力量去攻击敌人，从而保存自己的实力；或者是巧妙地利用敌人的内部矛盾，使其自相残杀，以达到克敌制胜的目的；也比喻自己不出面，利用间接的方法去伤害别人。在心理危机干预中，借刀杀人引申为来访者用合理合法的手段，设法借助他人的力量化解自身的危机。

屡被欺凌，心神不宁

校园欺凌是指在校园内外学生间一方(个体或群体)单次或多次蓄意或恶意通过肢体、语言及网络等手段实施欺负、侮辱，造成另一方(个体或群体)身体伤害、财产损失或精神损伤等的事件，校园欺凌多发生在中小学。校园欺凌分为单人实施的暴力、少数人实施的暴力和多人实施的暴力。欺凌事件发生的地方多为校园周边或人少僻静处，但也有一些事件发生在校园公共区域。

任何形式的欺凌行为都是不可接受的，因为欺凌不仅会对"受伤者"造成伤害，而且会对"欺凌者"和"旁观者"同样造成伤害。"欺凌者"由于长期欺负别人，内心得到极大满足，他们往往以自我为中心，对同学缺少同情心，而"旁观者"会因为帮不到受害者而感到内疚、不安，甚至惶恐。校园欺凌对受害者的伤害也不可小觑，受欺凌的学生通常在身体上和心灵上受到双重创伤，并且容易留下阴影，长期难以平复。同时校园欺凌也会影响到学校的整体纪律和风气。所以，学校必须正视欺凌事件，并加以制止和预防。同时，学生和家长也必须为此付出努力。

一天，初二学生王小龙（化名）在母亲的陪伴下来到我的工作室。小龙身高近一米七，身体也较壮实，但看上去精神不振，愁眉不展。小龙的妈妈一坐下来就迫不及待地打开话匣子诉说小龙的遭遇。她说小龙在学校被初三某同学欺负了好多次，屡次受到他的殴打，还被敲诈了数百元钱，现在晚上经常做噩梦，白天也心神不宁，已经数天没有去上学了。作为小龙的妈妈，她非常着急，不知如何是好。

小龙说，他曾经反抗过，但是那个同学力气比他大，出手凶狠，他不是那个同学的对手。他一想到那个同学就身体发抖，呼吸都困难。

如何让小龙有勇气面对欺凌事件并走出心理阴影呢？

一种有效的方法就是引导小龙借助他人的力量化解自身的危机。

第三计 借刀杀人

屡被欺凌，心神不宁

11

第一招：看清自我，寻找伙伴

我让小龙闭上眼睛，放松身体，放空心灵，在一呼一吸间开始想象。慢慢地，小龙看见一只小老虎，这只小老虎独自游荡在树林间，没有伙伴，在暴风雨中四处躲避，无所适从。

接着，我引导小龙来到了一个动物园。在动物园里，小龙看到了各种各样的动物，狮子、大象、豹、狼、熊、猴子、仙鹤等。起初，小龙挺怕狼、豹的，不敢走上前，我就握住他的手，对他说"你是安全的，我和你在一起"；慢慢地，小龙的情绪稳定下来，开始与仙鹤、猴子等玩了起来，接着小龙接近大象，后来与熊、狮子等动物交上了朋友。一个孤独的小老虎竟然有了仙鹤、猴子、大象、熊、狮子等一批伙伴。

第二招：主动示好，与怪兽和解

在想象中，小龙作为小老虎与一群动物朋友在树林里开开心心地玩耍。突然天色大变，地上卷起一阵怪风，一只像狼又像豹的怪兽冒了出来，张开血盆大口朝着小老虎扑了过来！仙鹤、猴子、大象、熊、狮子等动物马上围成一圈，把怪兽包围起来，怪兽左冲右突无法冲出包围圈，最后累倒在地上。于是，我引导小老虎走近怪兽，温柔地与怪兽说话，主动向它示好。怪兽很感动，主动跟小老虎道歉，在动物们的欢呼声中，小老虎与怪兽拥抱在一起，开心地笑了。

第三招：颔悟现实，坚其心志

我把小龙从想象中唤醒，回归到现实中来。

"小老虎是谁？"我问。

"小老虎是我，一个孤独的没有朋友的人。"小龙哭了。

"怪兽是谁？"我再问。

"那个欺负我的同学。"小龙轻声说。

"你如何才能战胜那个同学呢？"我又问。

"如果我有许多朋友，没有人敢欺负我！我要交许多朋友，有朋友在，谁都不用怕！"小龙眼里发光，大声说。

"你的意思是说，你能借助朋友的力量化解麻烦和问题？"我启发他。

"是的！做好人，多交朋友，无论有什么麻烦，都会有人帮助！"小龙朗声大笑。

第四招：强化管理，全面预防

预防与制止校园欺凌事件，必须社会、学校与家庭联合行动，建立校园欺凌事件发生的预防与治理机制。

政府要有所作为，制定相关的法律，对校园中发生的恶性欺凌行为采取明确的惩戒措施，从法律上确保青少年人身、财产的安全并保证心理上有安全感。

教育部门要从实处入手，加强学校安全管理，设立校园欺凌事件举报电话，对于发生在校园的欺凌事件严格规定上报时间和处理结果报告。

学校要加强法制教育、纪律教育、思想道德教育，对课间、午休、晚自习等容易发生问题的重点时段加强巡查，对校园周边200米以内的范围，在上下学时段安排专人进行巡查，并填写巡查记录，发现问题及时上报；每学期都要在学期初、中、末进行三次"防欺凌"教育，让学生充分认识到欺凌他人不仅是不道德的，更是极端错误的行为，对造成的后果还要承担相应的法律责任。

父母要关心子女的身心健康，与子女就"防欺凌"问题多沟通交流。家长平时应多关注孩子在学校里经历的事情，多关爱孩子，一旦发现子女受欺凌，父母要及时与教师、学校沟通，尽早解决，不要让问题恶化。

第四计
以逸待劳

　　本计源自《孙子·军事篇》："以近待之，以轶（同逸）待劳，以饱待饥，此治力者也。"《后汉书·冯异传》也有："夫攻者不足，守者有余，今先据城，以逸待劳，非所以争也。"

　　以逸待劳原指作战时不首先出击，以自己的从容休整，对付远道而来的疲劳不堪的敌人；比喻养精蓄锐，不断强大自己的有生力量，一鼓作气消灭敌人。在心理危机干预中，以逸待劳引申为心理辅导教师掌握主动权，待机而动，以不变应万变。

身心疲惫，幡然醒悟

曾几何时，考试成为衡量中小学生是好学生还是差生的依据和指标，排名成为悬在中小学生头上的达摩克利斯之剑。学生为了高分"头悬梁""锥刺股"，不分寒暑，没有节假日。他们不是苦战在满桌试卷的教室里，就是鏖战在"××集训班"或"奥数班"里，不分昼夜。难怪有些学校教室里竟然挂着如此嚣张的激励横幅："高否？富否？帅否？是，滚回家去！否，滚去学习！"令人瞠目结舌。

小敏（化名）是某重点高中的一名高三学生，当她迈着沉重的脚步走进我的工作室的时候，她的一脸灰暗、一身疲惫和一双无神的眼睛令我心疼，我甚至怀疑她到底是不是 19 岁的青春少女。

小敏从小学到初中一直是学校里的优秀生，学习成绩向来名列前茅，常常是年级前 5 名。中考时，她以优异的成绩进入重点高中。高一、高二时，她的成绩很不错，常在年级前 30 名。到了高三，班主任老师给她下达"任务"，要求她进入年级前 15 名，争取考入某著名高校。为了不辜负老师的期望，小敏拼命地加班加点学习。为了节省时间，小敏跑步去食堂就餐；为了少上厕所，小敏从不在教室里喝水；就寝了，小敏在被窝里打手电记忆英语单词。小敏每天满脑子都是公式和符号，嘴里念叨的都是名言警句。虽然在某一次的考试中，小敏如愿进入年级前 15 名，但是大多数考试她竟然在30 名之后，现在已经基本在 60 余名了！小敏非常苦恼，心想：有句话"只要功夫深，铁棒也能磨成针"，难道我还不够努力吗？

面对学习困局，小敏该如何破解？以逸待劳不失为一个破解困局的好计策。

学习成绩好坏受到许多因素的影响，譬如智力和体力、人际关系、学习方法、学习目标、学习心态等。经过分析，小敏学习成绩不尽如人意的原因有以下几种。其一，由于缺乏体育运动，喝水少，睡眠长期严重不足，小敏已经疲惫不堪，力不从心。其二，小敏一天到晚生活在单一的学习状态中，不与同学沟通交流，习惯于直线思维，成长性思维基本处于关闭状态，这是

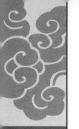

提高学习成绩的大忌。其三，小敏学习方法单一，只会拼时间、拼精力，没有一套行之有效的方法体系，"强弩之末势不能穿鲁缟也"。其四，学习目标有点好高骛远。按照小敏的学习水平要考上某著名高校难度较大，不切合实际的目标只能是"望山跑死马"。其五，患得患失心态。小敏太在意分数和排名，情绪波动大，每一次考试对于她来说，都是一次巨大的"折磨"。

为了帮助小敏破解学习困局，我与小敏进行了一次潜意识对话。

第一招：墙角小花，即将枯萎

我让小敏闭上双眼，用深呼吸放松身体，放空心灵，在我的指导语的引领下开始想象。慢慢地，小敏在一间有点破败的小屋的墙角看见一株即将枯萎的月季花，这株小花就是小敏自身生命的意象。

第二招：滋润月季，焕发活力

为了让月季花重新焕发生命活力，我引领小敏把月季花从墙角移栽到一个庭院里，让月季花能够沐浴阳光和风雨。然后，我让她想象着从我手里接过一瓶能够赋予万物生命力的"神水"，拧开瓶盖往月季花的根部浇水。过了一会儿，小敏嘻嘻地笑着说，她看见月季花活过来了，已经绽放出大大的鲜艳的花蕾，非常美！此刻，小敏的脸上有了一层红晕，简直就是含苞欲放的月季花！

第三招：畅游植物园，幡然醒悟

为了开阔小敏的视野，打开她的成长性思维，帮助她找到适合自己的学习方法和途径，我带着小敏来到一个无边无际的植物园。在植物园里，小敏遇见了一头管理植物园的大象，大象带着她畅游植物园。大象不仅给她介绍各种奇花异草、名贵树木，还介绍了花草树木的栽培技术，不仅让小敏领略到植物世界的种种神奇，而且幡然醒悟，原来做任何事情都要讲究方式方法，她感叹，"盲人骑驴是不可能到达目的地的"。

第四招：养精蓄锐，羽化成天鹅

为了让小敏树立"欲速则不达"的理念，学会养精蓄锐，有节奏地学习，我带着小敏来到一个群山环抱的大湖之畔。小敏一来到湖畔，不由自主地发出欢快的叫声，她说她要到清澈的湖水里畅游一番，于是扑通一声跳入湖水中。小敏在水里不停地畅游，她说她看见许多红鲤鱼，她已经变成一条红鲤鱼了，哈哈大笑起来。过了好一会儿，她说她看见一只白天鹅，她就游到白天鹅身边和它一起嬉戏玩闹，白天鹅飞了起来，她也变成一只白天鹅飞向高山，飞向原野，飞向蓝天……

潜意识对话结束后，小敏两眼放光，声音悦耳，精力充沛，她连连说："太神奇了，我是白天鹅，翱翔在天地间，看见许许多多美好的风景！谢谢您，老师！我懂了，我要以逸待劳，一飞冲天！"

第五计

趁 火 打 劫

　　本计出自《孙子兵法》"乱而取之"的思想，最早见于明代吴承恩的小说《西游记》第十六回"观音院僧谋宝贝，黑风山怪窃袈裟"：唐僧一行到观音寺歇脚，孙悟空争强好胜，非要把唐僧的锦襕袈裟拿出来显摆，老方丈心起贪念（想夺袈裟）借袈裟夜里把玩，却不想袈裟神光照破夜空，吸引来了黑风怪（一头黑熊精）。在大火焚烧观音寺时，黑风怪借机盗走袈裟。

　　趁火打劫原意是趁失火时去抢劫，比喻乘人之危谋取私利。在心理危机干预中，趁火打劫引申为心理辅导教师利用时机，顺势而为，果断处理问题，避免危机严重化。

沉溺韩剧，性侵噩梦

追求爱情自古以来就是人类最美好的事情，古今中外描写美妙爱情的诗句数不胜数，如"关关雎鸠，在河之洲。窈窕淑女，君子好逑""我住长江头，君住长江尾。日日思君不见君，共饮长江水"等。可见追求爱情本身是没有错的，但在错误的时间去做正确的事就可能带来许多麻烦，甚至是难以开口的痛苦。

13 岁的牡丹（化名）通过网上聊天认识了一个网友——一个 20 岁的男生，两人发展到见面约会，吃了饭又去喝酒。结果在醉酒的状态下，牡丹被男孩带回家，当她第二天醒来的时候，发现自己被性侵了。

"怎么会发生这种事？在韩剧里根本不可能啊！"这居然是牡丹面对我时的反应。原来，牡丹和校园里很多女生一样，热衷追韩剧，甚至把剧中的一些情节和观念带进了现实生活。

"在韩剧里，都是女生和男生约会喝酒，男生借酒表白，两人喝醉了回家，共处一室，甚至共睡一床，但什么事也没有发生。"牡丹对这样的桥段充满向往，盼望自己也能有如此浪漫的经历，可是，现实并没有按照韩剧的剧情发展。

面对沉迷于韩国偶像剧、一心追求浪漫、毫无戒备之心而遭性侵的女生，该如何保护与引导？

看着哭得梨花带雨而又一脸"天真"的牡丹，我没有"怜香惜玉"，而是在她的伤口上撒了把盐——"趁火打劫"。

第一招：当头棒喝，提醒报警

我并没有安慰牡丹，而是要求她详细叙述事件的经过，并且录音。牡丹说那个男生是以庆祝生日的名义约她吃饭的，吃饭时男生不断让她喝酒，她禁不住劝，就喝了好多的酒，后来她就迷迷糊糊地被男生带回家。她不知道怎样上的床，在迷糊中她只知道男生压在她的身体上不断折磨她，一晚上好像被折磨了数次。第二天早上她是被痛醒的，下体火辣辣地痛，下床走路更是痛得要命。

我严肃地看着她，一板一眼地问，"你知道你被强奸了吗？"

"不知道，韩剧里没有这样的剧情。"她低下头。

"你知道强奸罪吗？"我严肃地问。

"听说过，具体不清楚。"她仍然低着头。

"根据《刑法》第二百三十六条第二款之规定，明知被害人系不满十四周岁的幼女，仍与其多次发生性关系，应当以强奸罪追究其刑事责任，并从重处罚。"我大声说。

"他要被抓起来吗？"牡丹抬起头。

"是的，他已经违法犯罪了，必须追究其刑事责任！"我一字一句地说。

"哦，原来如此。"牡丹眼睛中都是泪水，不知是为了自己，还是为了那个男孩，或者是为了那个晚上所发生的事情。

第二招：打破韩剧梦幻，走出迷情

让大批观众为之沉迷的韩剧究竟有着怎样的杀伤力？想必凡是看过韩剧的人都能体会个中滋味。韩剧的标配一直都是养眼的男女主角，或是"高富帅"或是"白富美"，都长着一张 360° 完美无死角的脸。剧中的俊男美女、美人美景充分展示了生活的雅致和温情、唯美和纯净，给观众一剂释怀压力、舒缓心情的灵药。它为观众营造出一个美好的梦境——生活之美好，服装之华丽，异性之优秀，爱情之深刻。

与其说韩剧中的俊男美女迎合了观众的审美趣味和渴望，倒不如说韩剧是将观众从残酷现实的绝望中拯救出来，实现了对庸常现实的短暂逃离，以及对美好爱情和灵魂的追逐。它填补了观众内心的空虚和对情感的饥渴，满足了对异性的所有想象，让人们的心灵得到慰藉。

面对为韩剧而疯狂的牡丹，我必须打破她的梦幻，让其回归残酷的现实。

　　"你最喜欢哪一部韩剧？"我问。

　　"当然是《来自星星的你》，我已经追了 20 多次了！都教授就是我的男神！"牡丹一脸的兴奋。

　　"哦，你喜欢都教授什么？"我平静地问。

　　"我向往轰轰烈烈的、纯洁的爱情，都教授和千颂伊的爱情就是我的梦想！都教授三番五次搭救千颂伊，都教授催人泪下的告别话语，都让这段恋情成为绝恋!一辈子都无法忘记！我就喜欢都教授！"牡丹激情大喊。

　　"你怎么看都教授和千颂伊的性爱的？"我泼了一盆冷水。

　　"没有性爱！都教授和千颂伊多次同室过夜，都保持了坐怀不乱，没有做爱。"牡丹非常不满地白了我好几眼。

　　"你的爸爸妈妈做爱吗？"我还是平静地问。

　　"不知道，我没看见过。嗯，不做爱，我是哪里来的？"牡丹开始沉思。

　　"在有分级限制的韩国偶像剧里，是基本没有性的，只有纯洁的爱。这种韩剧文化充斥校园，让女孩进入了一种观念误区，和异性的交往失去了该有的警惕心，晚上你们轻易地和男孩单独出去，甚至约会之后到男孩家过夜。然后，就像你一样发生了不该发生的事件，让你的身体和心灵都受到创伤。"我看着她的眼睛真诚而坦率地说道。

　　"哦，韩剧也会骗人的。"牡丹幽幽地说。

　　"为了吸引观众的眼球，残酷的现实是可以穿上美丽的衣裳的！你要有一双智慧的眼睛和一颗读懂世界的心灵！你觉得那个男生爱你吗？"我认真地说。

　　"他只是要宣泄他的性欲吧，不会爱我的。"牡丹长叹一口气，开始抽泣。

　　"你准备怎么办？"我不给她留有余地。

　　"听你的，我肯定报警，让他受到惩罚！"牡丹停止抽泣，咬了咬牙。

第三招：手撕韩剧，正本清源

　　尽管有些人视韩剧为"狗血"和"泡沫"，认为韩剧脱离现实，使爱看

韩剧的女性对爱情的要求变得不切实际，但韩剧对中国观众的诱惑力依然不减。相对于那些让观众破梦的影视剧而言，韩剧的魅力在于它是给观众造梦的。与其说观众是在追韩剧，不如说他们是在追梦。他们中的很多人虽然明明知道韩剧是骗人的，是影视大工业流水线生产出来的产品，是美丽的童话，可依然有人无可救药地爱上韩剧。韩剧成为观众对失望生活和失意爱情的一种寄托和反哺，从而增强了观众对这个世界的信任和信心。

韩剧之所以在中国广受推崇，除了满足观众的审美需求和情感期待外，一个深层次的内因归结于中国文化与韩国文化的同质性。有人说，韩风之所以能在中国劲吹，是以儒家文化为核心的"汉流"在发挥着重要作用。也就是说，两国的深层文化蕴含着许多共同和相似的文化内涵，即儒家文化的同根性。韩国通过韩剧将"仁义礼智信"的儒家思想文化的精髓演绎得炉火纯青，使儒教思想和东方文明所倡导的人性和文化精髓在韩剧中得以发扬光大，这恰恰弥补了我国影视业的短板。

韩剧为什么让一些中国观众成"花痴"？归根结底是它激发了观众对美好未来的憧憬和想象幸福的能力。假如生活的贫乏，让观众连想象幸福的能力都丧失了，那才是真正残酷的人生。而韩剧的成功正是给予了观众"真爱战胜一切"的美好期待和想象。

正本清源，可以追韩剧，但不能沉溺于韩剧中不能自拔，不能把梦想当作现实。

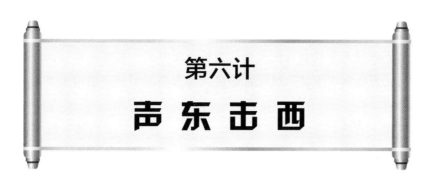

第六计

声 东 击 西

　　本计出自杜佑（735—812 年）所著《通典》第 153 卷《兵六》一章："声言击东，其实击西。"历代兵法对此计均十分重视，《百战奇谋》说："声东而击西，声彼而击此；使敌人不知其所备，则我所攻者也，乃敌人所不守也。"

　　声东击西原指造成要攻打东边的声势，实际上却攻打西边，是使对方产生错觉以出奇制胜的一种战术；比喻制造假象，迷惑敌人，出其不意地一举夺胜。在心理危机干预中，声东击西引申为心理辅导教师不断变换话题，不断探寻问题的实质，以求化解危机。

屡次堕胎，不能自已

几乎所有人都听过"孩子是祖国的未来"这句话，可是人们并没有真正领会这句话的含义：孩子属于社会，而不仅仅属于他们的父母！这句话不止表明孩子将成为未来社会良性发展的力量，还有另一层重要的含义：如果孩子的心灵受到创伤，无法发展完善的自我与人格，日后将会给更多的人带来消极的影响。

孩子属于社会，女孩子尤其是属于社会。近年来人们越来越多地谈到"一个好女人，三代好儿孙"。有个无须争论的事实是：所有的人都是女人生的，并且在生命的初期女人也是主要的抚育者。试想一下，当一个女人自我混乱，情绪不稳定，自我价值感低，每天生活在恐惧和焦虑中，她的孩子能健康成长吗？这个无法健康成长的孩子长大后生下来的孩子又能健康成长吗？

紫涵（化名）是职业高中的一名女生，浓妆艳抹，花枝招展。她说，现在在她们这个群体里，已经谈恋爱的同学看没有谈恋爱的同学就像看稀罕动物。她已经怀孕打胎 3 次了。为了不想让母亲知道，每次她都到处找人借钱，偷偷地把孩子打掉；去做手术时，别人都用异样的眼光看她和她的男友。她说，这方面的书她看过一些，知道一些这方面的知识。她知道做这样的事情对女生的身体伤害很大，还可能影响她以后的家庭幸福，但是她不在乎，反正没有人爱她。她是这个世界上多余的人，多活一天少活一天都一样。身体是自己的，自己想怎么用就怎么用，没有人管得着。

其实她一点也不爱男友，只是相互的身体需要而已，说得直白一点，就是需要性发泄与性满足。当然，她也不可能爱上其他任何男人，就像她的母亲在她父亲因病死亡后与许多男人交往一样，不过是为了满足物质所需而已。年轻的时候，身体就是本钱，放纵也是可以的。

面对这些经历严重伤害事件的孩子如何进行心理援助？

面对因原生家庭的种种问题，在性观念、性意识和性行为方面有严重偏差甚至是扭曲的紫涵，我断然采用了声东击西的策略，忽左忽右，不断地刺激引导她。

第一招：回放创伤，宣泄痛苦

我们生命中的各种丧失，以及与美好事物的告别，是我们生命的常态。比如说，亲密或爱情不是永恒的，有相聚就会有分离；青春不会永驻，生命总会消亡；工作也不会永远顺利，会有一些低谷。这些才是我们生命的常态。所以，与其一直沉溺于那些美好，不舍其离去，不如考虑如何面对丧失，去面对生命中不太好的部分。

能够面对丧失，能够经历哀悼，允许自己和美好的事物告别，接受它的逝去，并且踏上新的旅程，迎接新的开始，对我们来讲是一个更重要的心理历程以及更成熟的人格状态。

"你还记得爸爸是什么状况下去世的吗？"我不动声色地问。

"记得，那年我 10 岁，是一个星期天。妈妈带我到医院，医生说我爸爸已经走了。我看见爸爸的身上盖着一块白布，我跑上前去扯下白布，看见爸爸没有血色的脸！妈妈大哭起来，我抓住爸爸冰冷的手，叫爸爸起来，我没有流一滴眼泪，我觉得爸爸是太累了，在睡觉！我自始至终没有哭，只是妈妈哭。我好坏，爸爸去世，我竟然哭不出来……我不是好女儿，一点都不孝……"紫涵脸部肌肉剧烈抽搐，眼泪夺眶而出。

"爸爸去世后，你妈妈就再婚了吗？"我问，不动声色。

"没有，妈妈再婚是好几年以后的事了。我妈妈不好也不坏。"紫涵声音里没有感情。

"妈妈不好也不坏？你能具体说说吗？"我追问。

"妈妈身体很弱，没有什么力气。爸爸在时，家里的所有农活都是爸爸干。没有了爸爸，家里的田都荒了，吃饭都成了问题。唉……"紫涵长长地叹了口气。

"哦，日子怎么过？"我再次追问。

"妈妈年轻时挺漂亮的，好多人喜欢。经常有叔叔来找她。"紫涵一个怪笑。

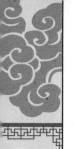

"叔叔？你喜欢他们吗？"我不依不饶。

"他们个个都很坏，都是色狼！没有一个好东西！我看见过几个，和妈妈在床上，我用木棍打他们！"紫涵咬牙切齿。

"嗯，你恨男人？"我问。

"恨？"紫涵发呆了好一会儿，"不清楚。可是我又和他们上床，唉！"紫涵的脸部肌肉再次剧烈抽动。

第二招：回忆幸福，感受亲情

亲情是人间最温暖的阳光，感受亲情既是抚平心灵创伤的妙药，也是激发生命力量的源泉。

我告诉紫涵，我要和她做个游戏，她爽快地答应了。在我的引领下，紫涵闭上双眼，放松身体，放空心灵，进入了冥想状态。在想象中，她看见了一只雪白的小羊和一头庞大的大象在一片空旷的原野上追逐嬉戏，她时而坐在象背，时而挂在象鼻上，时而拉住大象尾巴，玩得不亦乐乎……突然，前面树林里蹿出一群恶狼，扑向小羊，大象奋不顾身地冲向狼群与它们展开激烈的搏斗，最后赶走了狼群！一只漂亮的绵羊跑了出来，与大象、小羊载歌载舞，欢庆胜利！

我让紫涵带着这美好的画面回到现实中来。紫涵说，大象是他的爸爸，爸爸一直在保护她；绵羊是妈妈，妈妈是爱她的，希望她活得好好的；小羊是她自己，心地善良、简单，需要保护。

第三招：讨论现实，回归本心

在心理学领域，尤其是精神分析的领域，温尼科特、科胡特等一些精神分析学家都谈到，心理咨询的过程，某种程度上，是一个再养育的过程。当然它跟一般意义上的再养育不太一样。因为，对于成年人的再养育，其实是童年伤到了、卡住了的一种状况，可能需要重新修复，也许有些地方没法修复，只能代偿。但无论如何，都需要回归本心，作为一个有血有肉的人存在。

"你第一次发生性关系是在什么情况之下？"我轻声问。

"我 14 岁生日。一个男生追我好久了，他叫我到他家，说要给我过生日，喝酒了，后来就上床了，我的第一次就给他了。"紫涵面无表情。

"你爱他吗？"我问。

"爱？没有，只是不讨厌。"紫涵一笑。

"你第一次堕胎是什么心情？"我又轻声问。

"很复杂。一方面我觉得自己好倒霉，才没玩几次，就要做手术，非常怕，怕痛，怕死；另一方面我有点幸灾乐祸，有一种报复母亲的感觉，都是她害的，要不是她有那么多男人，我也不至于小小年纪就成为堕胎女人！同时，我觉得对不起爸爸，要是他活着，我真没有脸面见他！我太不要脸了！"紫涵放声大哭起来。

"为什么一而再，再而三地堕胎？"我不放过她。

"我经不起诱惑，有人追我，给我好吃好喝的，会哄我，我就会跟他上床。"紫涵深深地低下头。

"想过以后的生活吗？"我追问。

"想过。其实我非常希望遇到一个对我有真心实意的男生，爱我，保护我，无论我贫富、健康与否都能够与我同甘共苦，相濡以沫，共度一生。我在梦中经常遇见，好希望梦想成真！"紫涵咧嘴笑了，一副天真模样。

"要梦想成真，你该如何做？"我用眼神鼓励她。

"当然要做个好女孩！不能像过去那样醉生梦死，要堂堂正正做人，踏踏实实做事！"紫涵大声回答。

"好，但愿你一诺千金，做一个自律的女孩！"我也大声说。

"谢谢老师！请老师帮助我！"紫涵恭恭敬敬地鞠了个躬。

本案例所要解决的问题——"击西"，是紫涵的性观念、性意识和性行为，如果辅导一开始就直奔主题，可能会导致紫涵的心理防御与心理对抗。为有效达到"击西"的目的，我先开始"声东"：让紫涵回放创伤性事件，打破了她的防御心理，建立了咨访关系；让紫涵在冥想中回忆幸福，抚平其心理创伤，为性问题的辅导打下心理基础。

第七计

无 中 生 有

　　本计出自老子《道德经》第 40 章："天下万物生于有，有生于无。"无中生有常见于古典文学作品中，如《脂评石头记》第二回中写道："欲谓冷中热，无中生有也。"

　　无中生有原指本来没有却硬说有，现形容凭空捏造。在心理危机干预中，无中生有引申为心理辅导教师为来访者植入积极信念，守持良好心态，面对问题能换位思考。

满嘴道理，不堪忍受

两千多年前的荀子把有效教育和无效教育区分为"君子之学"和"小人之学"。"君子之学"是从耳朵进来，进入心中，传遍全身，影响行为；而"小人之学"则是从耳朵进来，从嘴巴出去，只走了 4 寸长的路途，所以难以影响整个人。

用思想家卢梭的话来说就是，"冷冰冰的理论，只能影响我们的见解，而不能决定我们的行为；它可以使我们相信它，但不能使我们按照它去行动，它所揭示的是我们该怎样想，而不是我们应该怎样做"。

现代心理学研究证实了东西方先哲们的观点：从听道理到接受道理，中间的距离可能很远。一个人能否接纳别人的观点，首先取决于情绪，其次取决于对方的行为，最后才是对方的语言——成年人尚且如此，何况孩子。

赵正道（化名）是一名高中学生，由于在学校屡屡犯错误又屡教不改，被学校记过处分。赵正道的父亲是公务员，是单位的领导，受人尊敬；母亲是中学思想品德教师，工作兢兢业业，是优秀教师。父母素来对儿子要求严格，要求他为人正直、言行规矩；教育方式比较单一，讲道理，一套套的道理，轮番轰炸，你方唱罢我登场，美其名曰"动之以情，晓之以理"。小时候，赵正道比较乖，一看父母开口，无论什么事情马上认错，虽然免不了被轰炸一番，但还能忍受；上了中学后，赵正道一看父母开口就头痛欲裂，火冒三丈，马上与父母对着干，"舌战群儒"，家中好不热闹。父母对他无可奈何，无计可施。赵正道一提起父母就气不打一处来，恨得牙根痒痒。

面对赵正道的独立抗争与父母控制型管教方式之间的严重冲突，如何引导？

对于赵正道与父母之间不良的亲子关系，无中生有也许是一种有效的矫正谋略。

第一招：意象导入，重构信念

我引导赵正道闭上双眼，调整呼吸，放松身体，放空心灵。在我的引导下，慢慢地，赵正道在一片空旷的原野上看见了一棵孤零零的松树，松树长得不高，树干不粗，在烈日的暴晒下，松叶已经有点枯黄……忽然之间，天空阴云密布，风来了，并且越刮越大，松树在大风中摇摇晃晃，但依然没有折断；下雨了，雨越下越大，松树在暴风雨的摧残之下不仅没有折断，反而越来越粗壮……风停了，雨住了，柔和的阳光照在郁郁葱葱的松树上，松树生机勃勃，绿意盎然。

我让赵正道带着富有强大生命力的松树回到现实中来，他的脸色已由刚开始时的愤怒变成柔和。

"你觉得松树代表谁？"我问。

"松树应该代表我，原来很弱小。风雨过后，变得生机勃勃。"赵正道慢慢地说道。

"嗯，很有悟性。"我赞许地点点头，"风雨又代表谁？"

"风雨可能代表我的父母，也可能代表他们一套套的大道理。"赵正道脸上显出莫名的笑容。

"风雨对于松树的成长起到什么作用？"我眼中有笑意。

"风雨滋润松树，能够让松树恢复生机，让它的生命力更为顽强！"赵正道声音洪亮地说道。

教育家杜威认为，教育并不是一件"告诉"和"被告诉"的事情，而是一个主动的和建设性的过程。"觉悟"始于"悟"，有"悟"才有觉知，才有觉醒。积极信念的建构也是一个"觉悟"的过程，心理教师的作用在于做好引导工作！

第二招：面对现实，调整心态

"说说你和父母的关系，好吗？"我说话不轻不重。

"关系很僵，水火不容！他们觉得我满身都是刺，惹不起；但是他们总担心我做坏事，不走正道。老师，我的父母很讲政治，你听听，赵正道不就是'走正道'吗？太好笑了，呵呵。"赵正道有点嬉皮笑脸。

"你是不想走正道，想倒行逆施吗？"我出手一拳。

"不是，老师，你领会错了。我的意思是，我父亲不愧是当官的，有很高的政治觉悟；我妈妈也不愧是教师，身正为范。难怪他们有说不完的大道理，一套套的。如果这些大道理都写下来，肯定有好几部砖头厚的书了。当然，其中的许多大道理是反反复复说的，肯定是废话连篇，根本不用读。"赵正道满脸嘲笑。

"有没有值得一读的道理？"我语气平和。

"肯定有的。毕竟他们都是大学毕业，又有丰富的人生经历，生活经验丰富，说出来的话有许多是值得一听，值得好好想一想的。"赵正道一改痞子的样子。

"嗯，挺客观的。看起来，爸爸妈妈在你心目中还没有糟糕透顶。"我用欣赏的眼光看着他。

"斗归斗，毕竟他们是生我养我的父母，况且他们都是为我好。"赵正道摸了摸自己的脑袋。

"你的意思是说，和父母关系不好，主要问题在于你，是吗？"我绵里藏针。

"他们有他们的问题，我有我的问题。他们是先讲道理，讲道理行不通，就批评，再不行就想通过发脾气来征服我。你说，至于吗？当然，我的问题也很多，过于自我，一听话题不对味马上对抗，并且嘴上从不认输，让他们下不了台，没有面子。"赵正道不好意思地摇头。

"那就是说，你需要调整一下心态？"我直接点题。

"是的，我的确需要调整一下心态。如果我能够换位思考，体谅一下父母，包容一下他们的言行，我们的关系肯定会好起来，家里也就不会鸡飞狗跳。"赵正道的话听起来很顺耳。

把讲道理当成教育几乎是所有"问题家长"的通病。可是孩子偏偏不吃这一套，所以父亲或母亲每次的教育（讲道理），最后都会变成一个人的独奏……孩子依然我行我素。

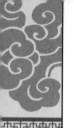

教育是门艺术，讲究的是简单和精巧。像赵正道父母这种总爱讲大道理的教育方式，其实是思维懒惰和粗糙的表现，不但无助于问题的解决，还会使问题变得愈加复杂。

第三招：接纳包容，修正行为

"你怎么看'讲道理'？"我的话语中没有一丝波澜。

"讲道理就是'明白人'对'不明白人'说话，是一种不平等关系。我的父母就是认为我什么都不懂，他们什么都懂，才会滔滔不绝地讲道理，烦死了。"赵正道很无奈。

"你体会一下，父母爱讲道理，其中有没有对你负责、爱你的表现？"我启发他。

"嗯，客观地说，父母是爱我的。生活上，他们精心照顾我，尽可能满足我的各种各样的要求，只要是合理的。我犯错了，他们会很难受，想方设法去弥补。妈妈说，我做错事，她是第一责任人，是她没有尽到妈妈的责任，她要检讨。为了我，他们忍气吞声，承担了他们不应该承担的责任，为我受过。"赵正道眼睛红红的，低下了头。

"你不愿听道理，其实是对父母有情绪，是吗？"我一语中的。

"是的，我觉得他们不尊重我，总把我当小孩子看，不给我话语权。如果他们能够静下心来，听一听我的想法，我的需求，我的愿望，也许我也能够听他们讲道理。"赵正道诚恳地说。

"看起来，你们的问题出在沟通的方式、方法上。你和父母都太想表达自己的想法，而忽略了对方的需求，不会倾听，也没有时间倾听。"我直言不讳。

"就是，我太想得到话语权，没有尊重父母，不会倾听。"赵正道点头认错。

"如果你能够包容一下父母，在态度上诚恳一点，会发生什么变化呢？"我再次引导。

"我态度好了，父母也会变化的，起码大道理会少讲一些。我态度不好，他们心里肯定窝火，就会想方设法教训我。其实，他们爱讲大道理都是被我逼出来的！我是自己与自己过不去，一切都是自找的！也是我害苦了父母！"赵正道泪流满面。

思想家卢梭曾说过："三种对孩子不但无益反而有害的教育方法就是讲道理、发脾气、刻意感动。"父母本能地爱孩子时，孩子也在本能地爱着自己的父母，爱的方法对了，爱的情感自然而然流动了，一切问题都不是问题。

满嘴道理，不堪忍受

第八计
暗度陈仓

　　本计出自司马迁《史记·淮阴侯列传》。刘邦派大将韩信攻打咸阳，与项羽决战。为了迷惑敌人，韩信派一万多人马修复被烧毁的栈道。栈道修复工程艰巨，进度缓慢，敌人毫无戒备。殊不知，韩信的主力部队已抄小路向陈仓进军，很快攻下咸阳，占领关中。这就是"明修栈道，暗度陈仓"的故事。

　　暗度陈仓原指正面迷惑敌人，而从侧翼进行突然袭击；比喻暗中进行活动，出奇制胜。在心理危机干预中，暗度陈仓引申为心理辅导教师不与来访者发生正面冲突，而是另辟蹊径，引导其自我成长。

忧心忡忡，不愿高考

家庭是社会的细胞，家长是孩子的第一任老师，家庭的气氛与孩子的态度、情感和个性特征有着极为密切的关系。如果把家庭看成一个三角形，那么父亲、母亲、孩子便是三角形的三个角，在这个三角形中，每条边都代表着两个家庭成员间的关系。家庭对孩子的成长是有很大影响的，尤其是父母之间的关系，直接影响着孩子的性格形成。

夫妻关系很紧密，会给孩子比较均等的爱。在一个健康的家庭关系中，夫妻之间的感情是最重要的，夫妻关系比亲子关系更重要。一方面，夫妻关系很和睦，能给孩子美满的家庭环境，由于父母关系很好，孩子也会对婚姻产生美好的感觉和向往，感受到婚姻就是像父母那样相处；另一方面，父母双方能给孩子比较均衡的爱，这样，孩子便能从父母那里同时体会到男性形象和女性形象，这对孩子的成长也是很有益的。

如果夫妻之间几乎没有感情，两人的关系完全依靠孩子来维系，婚姻成了"将错就错"。他们宁肯对对方没感情，但为了孩子，他们还是忍着，维持家庭的完整。这样，孩子就会感受到父母关系的冷漠，心情郁闷，出现种种心理和行为问题。

赵虎（化名）是一个重点中学的学生，个子中等，身形消瘦。他的精神状态欠佳，坐在那里胆怯地缩成一团，一副忧心忡忡的样子。

赵虎在幼儿园和小学都很优秀，但是上了中学就越来越胆小，以至于不敢和同龄人玩，害怕和老师说话。特别是到了高三，赵虎一考试就紧张焦虑，成绩也每况愈下。父亲对孩子的教育很上心，怕宠坏了孩子，养成娇生惯养、好逸恶劳、缺乏意志力的个性，所以除了学习上对他抓得很紧之外，他还十分注意对他意志力的培养。赵虎9～12岁时，父亲会带着他在隆冬季节外出跑步，若赵虎没有达到要求，父亲就会骂他、打他；学习上也是如此，父亲还美其名曰"挫折教育"；教育中基本上没有表扬和鼓励，父亲还说不表扬的原因有两点，一是怕孩子骄傲自满，二是这几年从孩子身上找不

35

到值得表扬的地方。

针对忧心忡忡的赵虎，我以暗度陈仓的谋略帮助他，化解了他的心理危机。

第一招：讲述关系，直面创伤

"说说你的家，好吗？"我让赵虎喝了口水。

"我的家，在外人眼里应该是一个幸福的家。爸爸是公务员，单位领导，受人尊敬。妈妈是企业里的管理人员，也有地位。可以说，我的家，吃穿行住都不用愁。父母也不会吵闹，看起来一团和气，相敬如宾。"赵虎语气中没有任何的情感。

"在外人眼里看起来幸福，其实你没有感受到幸福，是吗？"我平平静静地问。

"嗯，幸福的家庭都一样，不幸的家庭各有其不幸，唉……"赵虎的长叹犹如出自一个年迈老人。

"父母亲的关系有什么问题吗？"我点了点题。

"我爸爸风流倜傥，博学多才，有权有位。妈妈老担心他在外面出问题，一听到有关爸爸的风言风语就寝食不安。但妈妈又非常能忍受，自己一个人常常默默流泪，不会和爸爸大吵大闹。我其实很担心妈妈，唉！"赵虎愁眉不展。

"妈妈身体状况如何？"我轻声问。

"好不到哪里去，妈妈常年吃药。关键是心情抑郁，妈妈有较严重的抑郁症。不要看她在外面有说有笑的，其实都是装给别人看的，她必须保持一个好的形象。妈妈心里很苦，活得很累，唉！"赵虎对妈妈的担忧显而易见。

"你对爸爸有抱怨，是吗？"我换了个角度。

"怎么说呢？爸爸在家里几乎没有笑容，看上去很严肃，我有点怕他。他对我要求很严格，事事都必须做到最好。我十来岁的时候，冬天一大早，爸爸会带我出去跑步，跑很远。我跑不动不想跑，爸爸就很生气，对我又吼又骂，甚至打我耳光，说我不像男子汉，老给他丢脸，现在我还记忆犹新。"赵虎一脸苦笑。

"你对父母的关系有什么看法？"我打破砂锅问到底。

"我觉得他们有点虚伪，关系冷漠又装出好夫妻的样子。表面上看，他们是为了我维持关系；实际上，他们是为了自己的面子，为了社会地位。爸爸说如果他不是想往上走，也许早就不要这个家了。我的家，早就名存实亡了，唉……"赵虎突然放声大哭。

问题表现在孩子身上，根源在于家庭、在于父母。花有问题，本质上多半是根出了问题。我"明修栈道"，从赵虎的家庭关系入手。

第二招：痛定思痛，重构信念

"说说你的学习，可以吗？"看赵虎的情绪平稳下来，我递给他一张面巾纸。

"我的学习成绩原来挺好的，小学时一向优秀，年年是三好学生。"赵虎脸上有了笑容。"初中成绩也不错，所以我能考上重点高中。上了高中，我的学习成绩是每况愈下，真的有点糟糕。好汉不提当年勇了，唉！"赵虎有点痛苦。

"有什么事情发生吗？"我紧咬不放。

"妈妈经常以泪洗面，我天天担忧她。爸爸升官了，位高权重，在家的时间越来越少，风言风语越来越多。妈妈越来越不开心，老说活着一点意思都没有，要不是担心我，她早就不想活了。"赵虎唉声叹气，脸部肌肉抽搐。

"你是因为妈妈没有心思学习？"我一针见血。

"你说的没错。我在学校老担心妈妈出事，担心妈妈一时想不通就离开我，我会成为孤儿。他们一直要求我考上京城的大学，可是京城离家这么远，万一妈妈有事，我想照顾她都不可能。我宁愿放弃学习，也不想离开妈妈！"赵虎和盘托出心中的顾虑。

"嗯，你是为了妈妈在牺牲自己的前途。"我说出了他心中的话。

"是，妈妈生我养我不容易，我的前途与妈妈的生命相比不足挂齿！"赵虎目光坚定。

"对于你目前的状况，妈妈是怎么想的？"我逼问。

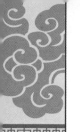

"看见我的成绩江河日下，妈妈更加痛苦了。她说我是她活在这个世界上的唯一理由、唯一希望，要是我考不上京城的大学，她就没有活下去的价值与意义了。要想让她体面地活下去，我必须奋发图强，不屈不挠，无论如何都要考上京城的大学。鱼与熊掌不可兼得，我该怎么办？老天，帮帮我吧！"赵虎呐喊。

"鱼，我所欲也；熊掌，亦我所欲。两者完全可以兼得！"我大声说，"考上京城的大学与妈妈好好活下去一点都不矛盾，而且是相得益彰！"

"啊？是吗？相得益彰！"赵虎紧锁的眉头有点舒展开来。

"是的，妈妈的愿望实现了，她的体面就有了，她的生命价值就凸显出来，她就会好好地活下去！"我斩钉截铁。

"原来如此！我实现了妈妈的愿望，妈妈就有活下去的勇气和理由，哈哈，我懂了！"赵虎一下子跳了起来。

人都会有执念，一条道会走到黑；会当凌绝顶，才能一览众山小。"暗度陈仓"解决赵虎的不合理信念，树立"鱼与熊掌完全可以兼得"的合理信念。

第三招：调整心态，奇迹出现

我让赵虎把左右手的手腕线并拢，看看自己的左右手掌是否一样大。赵虎说左手掌小一点、手指头也短一些。我让他闭上双眼，把左手掌往前虚空平伸，把意念集中在左手掌，在我的引领下进行深呼吸，想象着左手掌越变越大、手指头越来越长，定格！当赵虎睁开眼睛，把左右手的手腕线并拢的一刹那，他惊呼："奇迹！奇迹！左手掌比右手掌大，左手的手指头比右手的手指头长出了一大截。"

"你从这奇迹中领悟到什么？"我问。

"积极的心态像太阳，照到哪里哪里亮，奇迹就在自己心中！我一定能够考上京城的大学，妈妈一定会活得好好的！"赵虎一脸自信。

原来的宇宙是没有问题的，那是一个无问题的宇宙。如果你在宇宙中发现了问题，那问题一定是"心"的，而且只能是你自己的心。你赋予宇宙以美好，宇宙必然回报你"奇迹"。

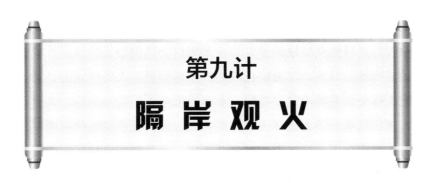

第九计
隔岸观火

　　本计名最初见于唐代僧人乾康的诗："隔岸红尘忙似火，当轩青峰冷如冰。"而其思想，则早见于《战国策·燕二》"鹬蚌相争，渔翁得利"的故事：蚌张开壳晒太阳时，长嘴鸟去啄吃它的肉，被蚌夹住了嘴巴，互相争持不下，结果被渔翁一起捉住了。

　　隔岸观火原意为隔着河看失火；比喻置身事外，静观其变，坐收渔利。在心理危机干预中，隔岸观火引申为心理辅导教师置身事外，不为事件所困扰，面质澄清，抽丝剥茧。

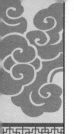

艾滋恐慌，如何疏导

艾滋病，即获得性免疫缺陷综合征（Acquired Immune Deficiency Syndrome，AIDS），是因为感染人类免疫缺陷病毒（Human Immunodeficiency Virus，HIV）后导致免疫缺陷并发生一系列机会性感染及肿瘤，严重者可导致死亡的综合征。目前，艾滋病已成为严重威胁世界人民健康的公共卫生问题。它把人体免疫系统中最重要的 T4 淋巴细胞作为攻击目标，大量吞噬，破坏 T4 淋巴细胞，从而破坏人的免疫系统，最终使免疫系统崩溃，使人体因丧失对各种疾病的抵抗能力而发病并死亡。科学家把这种病毒叫作"人类免疫缺陷病毒"。艾滋病病毒在人体内的潜伏期平均为 12～13 年，感染了艾滋病病毒的人在发展成艾滋病病人以前，外表看上去与正常人一样，他们可以没有任何症状地生活和工作很多年。

艾滋病在日常生活中不会引起传染，暂无预防疫苗，本病的预防在于加强自我保护意识。

高考结束后十多天的一个晚上，我突然接到一个家长的电话。听起来电话那一端家长非常着急："徐老师，你无论如何都要救救我的孩子！我孩子说他已经得艾滋病了，现在一天到晚窝在家里，不吃饭，不睡觉，口口声声说不活了，要自杀……"

小李（化名），男，19 岁，某校高中毕业生，个子高高的、瘦瘦的，垂头丧气，歪斜着身子瘫坐在椅子上，一副风一吹就要倒的样子。

小李用蚊子般细小的声音讲述了他得"艾滋病"的经过：那是高考结束的第六天，小李在两名同学的邀请下去了一个网吧打游戏。打到半夜，三人结束了游戏。他们刚走出网吧就看见一家洗脚店的霓虹灯高高亮着，其中一同学提议去洗脚。小李本不想去，但经不起两名同学的力劝也就走进了洗脚店。一进洗脚店，三个二三十岁的女人就前来为他们服务。其间，三个女人不断地说"荤话"。小李是第一次去洗脚店，没见过这样的世面，感到很尴尬，身上不断起鸡皮疙瘩。回家的那天夜里，小李睡觉很不踏实，梦中老见到一个奇形怪状的女人。第二天，小李偶然发现右脚的脚背好像有一个伤口，看上去流过血。小李突然紧张起来，认为自己的脚被那个洗脚的女人弄伤了。就在那时候，小李发现左手掌处和右腿上有一粒粒的疱疹状的东西，他一下子吓坏了，"难道我得了艾滋病？"小李赶紧打开电脑，一上网就看到一幅艾滋病人带状疱疹图！小李感到天昏地暗——"完蛋了，我得艾滋病了！"接下去几天，他感到全身发热、咽喉肿痛、上吐下泻。父母被吓坏了，赶紧送他去医院进行全面检查，做了全套的血检。医生诊断是重感冒，与艾滋病无关！但小李坚信，自己就是得了"艾滋病"。

面对这样一个"艾滋病患者"，如何进行有效辅导，帮助他消除"艾滋病"恐慌？

我觉得隔岸观火是解决小李"艾滋病"恐慌的好计策。

第一招：置身事外，澄清观念

首先我对小李进行共情，以获取他的信任，接着还运用澄清技术进行观念的辅导与矫正。

"你觉得艾滋病的感染有哪些途径？"我一字一句地问。

"我查过，有三种。"小李老老实实地说。

"嗯，哪三种？"我追问。

"母婴传播、性接触和血液感染。"小李认认真真地回答。

"你说得很对。咱俩可以讨论一下。"我肯定了他。

"母婴传播是根本不可能的。"小李浅笑了一下，脸上第一次有表情。

"那是性接触？"我故意问。

"老师，怎么可能？你把我看成什么人？！"小李急了，音量加大了。

"这也是一种感染途径啊！而且是主要途径。"我不依不饶。

"老师，我向你保证，我绝对没做过那件事！我绝对不是那种人！"小李一下子从椅子上跳了起来。

"好，我相信你！"我朝他笑了一下，"那么血液是怎样感染的？"

"血液感染有两种方式。"小李平静了一些。

"嗯，请说。"我脸无表情。

"一种是共用注射器，通过注射器感染。"小李说。

"嗯，你共用注射器了吗？"我问。

"老师，你说笑了，没有这样的事。"小李又笑了一下。

"另一种方式是什么？"我又追问。

"伤口感染。首先，传播者是艾滋病患者；其次，传播者刚好有伤口，并且出血。"小李条理清晰地回答。

"嗯。"我回应。

"还有，被感染者必须也有伤口；传播者的血刚好接触到被感染者的伤口。"小李补充道。

"不错，了解得挺清楚的。"我点了点头。

"当然！我查了许多资料。"小李再笑了一下。

"那么，你确定给你洗脚的那个女人是艾滋病患者吗？"我再次追问。

"我不知道。"小李声音很小。

"假设那个女人就是艾滋病患者，她怎样做才会把病传给你？"我接着问。

"她的手上一定要有伤口。"小李小心回答。

"你看见她的手在流血吗？"我步步紧逼。

"没有。她的手看起来挺白的，看不出有什么问题。"小李莫名一笑。

"她给你洗脚期间，有其他人说她手上有流血的事情吗？"我还是不依不饶。

"没有。没有人说过这样的话。"小李想了一下说。

"她有没有发出过疼痛的声音？"我句句戳心。

"没有，她一直有说有笑的。"小李脸部表情放松了许多。

"你见过她手上缠着绷带或者是创可贴吗？"我进一步追问。

"没有，我记得清清楚楚。"小李声音大了许多。

"那她用嘴在你的脚背上咬了一口，是吗？那也是传播艾滋病的一种方式。"我脸色阴沉。

"老师，你又说笑了，怎么会发生这样的事情呢。"小李笑出声音。

"那我就搞不明白了，你是怎么得的艾滋病？"我紧皱眉头。

"老师，是我自己想出来的吧？"小李低头想了好一会儿。

"嗯，你自己想出来的？"我装出不相信的样子。

"我觉得那种地方很脏。"小李声音响亮。

"你是说，那地方很不卫生，是吗？"我故意装不懂。

"那也不是。我们是用木盆洗的。脚不是直接放木盆里洗，洗脚水是装在塑料袋里再放在木盘里的。塑料袋应该是干净的，也应该是一次性的。"小李认认真真地解释。

"那么，你说'那种地方很脏'是什么意思？"我直捣黄龙。

"老师，说实话，我是觉得那种地方的女人很脏。"小李不好意思地低下头，笑了。

"你意思是说，那种地方的女人品行不好，是吗？"我一针见血。

"是。我妈常教育我，叫我千万不要去那种地方，千万不要和那种女人打交道。"小李红着脸说。

"你妈是怕你被品行不好的女人引诱、学坏，是吗？"我一不做二不休。

"我想是这样。"小李坦诚回答。

"你现在还认为你得了艾滋病吗？"我一语中的。

"我想，我没得艾滋病。看起来，我是担心自己被坏女人引诱、学坏，做出对不起爸爸和妈妈的事情。"小李抬起头，眼睛中似乎有东西在发亮。

"很好！你真的想明白了吗？"我语气平和。

"想明白了！老师，谢谢你！"小李中气十足地回答。

……

一个人面对世界种种事物的处理态度，所依据的是他的信念系统。信念是"事情应该是这样的"，是我们所认为世界维持下去的法则，是解释这个世界种种关系的逻辑，是支持行动变化或没有行动变化的理由。对很多人来说，信念也就等于真理——事情本来就应该是这样的。信念的形成有四个途径：第一，本人的亲身体验；第二，观察他人的经验；第三，接受所信任之人的灌输；第四，自我思考做出的总结。

小李出身于一个教师家庭，其父母都是农村小学教师。父母经常教育他

为人要正派，要洁身自好，不能与社会上不三不四的人来往，更不能涉足色情场所。小李一直认为，发廊、洗脚店都是藏污纳垢的场所，洗发妹、按摩女都是肮脏的坏女人。那天去洗脚，小李一方面非常害怕，不明白自己怎么会意志那么薄弱经不住同学的劝诱，觉得自己已经堕落、变坏了；另一方面，洗脚女的"荤话"勾起了他的性冲动，整个洗脚过程中他似乎处于一种晕乎乎的"性行为"状态。莫名的"伤口"和"疱疹"状疙瘩以及"艾滋病人带状疱疹图"证明了洗脚女的"肮脏"，他得出"我得了艾滋病"的结论。小李惶恐、懊悔、绝望！

第二招：重建信念，静观其变

针对小李"疑似艾滋病"，我帮助他重建信念系统。

信念系统其实可以分为信念（beliefs）、价值（values）和规条（rules），并非任何信念在任何情况下都绝对有效。大部分信念都能帮助我们成长和处理生活中出现的情况，但也有少部分信念因为我们接收时没有好好地理解和消化，或者欠缺全面的定位（与其他信念契合），在某些情况出现时，会有冲突，我们称这些信念为"局限性信念"（limiting beliefs）。例如，从父母的话"读好书"和"做完功课才可以玩"，很多人形成"认真与开心、成功与快乐是对立的"这个信念。这使得一个人每每做事情都处于严肃、紧张的状态，这样，就容易有心理问题。

其实，信念是可以修正、兼容的，甚至是可以暂时挪开的。

价值是事情的意义和给一个人的好处。弗洛伊德说过，一个人做一件事，不是为了得到一些乐趣（正面价值），便是为了避开一些痛苦（负面价值）。所以，价值是做与不做所有事情的理由。我们对一件事的价值观，在意识和潜意识里常常有不同的价值排序。例如，一个学生老是说学习是为了成绩。但是，当他获得优秀成绩时，他还是觉得不开心。经过一些引导，他明白，其实他的内心（潜意识）很需要得到父母的肯定。由此可见，他意识里认为学习的最高价值是成绩，而他的潜意识则把父母的肯定放在更高的位置。

价值不是永恒不变的。更确切地说，价值观是随着环境、思想和情绪的变化而不断地改变的。

规条是事情的安排方式，也就是做法。规条是为了取得价值、实现信念，当规条无效时，我们应当坚持信念与价值，改变规条。例如，很多母亲因为孩子不听自己的话而感到苦恼，她们没有意识到在最初几次给孩子指令但孩子没有听从的时候，便应该改变做法，而不是坚持使用同样的方式。

为了解决小李的问题，我帮助小李建立起这样的一个信念系统：足浴是社会生活中的一种休闲方式，并非所有的足浴店都是色情场所，并非所有的洗脚女都是坏女人（信念）；去足浴店洗脚不是人品变坏了，而是对社会休闲方式的好奇与尝试，纯粹洗脚感染艾滋病的概率几乎为零（价值）；不吃饭，不睡觉，自暴自弃，不想活的做法都是错误的，不能不相信科学而把自己想象成病人（规条）。

第三招：因病施治，再养习惯

小李有较高的抑郁质倾向，为人小心谨慎、腼腆、笑不露齿、多愁善感、总担心有不幸的事情发生在自己及亲人身上，面临重大情势时常感到极度恐惧。

心理学研究表明，习惯是一种长期形成的思维方式、处事态度。习惯是由一再重复的思想及行为形成的。习惯具有很强的惯性，像轮子的转动一样。人们往往会不自觉地启用自己的习惯，不论是好习惯还是不好的习惯，都是如此。习惯的力量不经意间会影响人的一生。习惯是可以修正的，甚至可以改变一个人的性格；一种行为大约通过 21 天的不断强化可以发展成为一种习惯。英国伦敦大学教授简·沃德尔说："我们发现对大多数人而言，在经过 21 天坚持之后就会养成一种习惯。"为此，我要求小李做如下"开心"习惯训练。

（1）早晚各大笑 3 分钟。早上起床后面对镜子放声大笑 3 分钟，同时自我暗示："我感到很高兴，看，我笑得多么开心！"晚上上床前也对镜子大笑 3 分钟："啊，我已经度过了快乐的一天！"

（2）看幽默喜剧片、学讲笑话。从幽默喜剧片中寻找快乐，开口大笑，让自己的笑神经丰富起来。对家人每天讲一个笑话，互相感染、分享快乐。

（3）培养一种运动爱好。在运动中强身健体，交朋结友，获取自信，克服自卑。

（4）用"仪式"化解不良情绪。作潜意识的自我对话"我是一个快乐男生"，把不良的想法通通写到纸上，并把这张纸付之一炬。

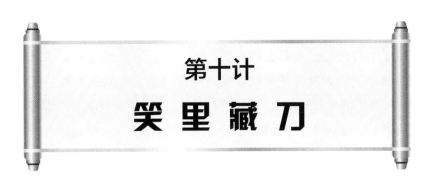

第十计

笑里藏刀

　　本计语出唐朝白居易《天可度》"笑中有刀潜杀人"，是白居易对唐高宗宠臣李义府的评价。《旧唐书》载："义府貌状温恭，与人语必嘻怡微笑，而褊忌阴贼，既处权要，欲人拊己，微忤意者，则加倾陷。故时人言：义府笑中有刀。"

　　笑里藏刀原意是指口蜜腹剑，两面三刀；比喻将内心的冷酷用笑写在脸上，表里不一。在心理危机干预中，笑里藏刀可引申为心理辅导教师刚中柔外，刚柔并济，巧妙化解危机。

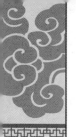

不堪重负，意欲跳楼

有一个心理学实验，叫"第三只笼子里的老鼠"。每只笼子里都有一个开关，老鼠触碰开关笼子便会打开。第一只笼子的老鼠打开笼子就会送进来食物。由于一打开笼子就有食物奖励，老鼠就会不停地打开笼子以寻求食物。第二只笼子的老鼠开笼子就会受到电击，那么老鼠就不敢去打开笼子了。第三只笼子的老鼠开笼子后可能得到食物也可能受到电击，那么这只老鼠会如何做呢？这只老鼠会发疯，因为它不知道接下来会得到什么。

现在的许多孩子就如同第三只笼子里的老鼠，一边受到父母长辈的宠爱，要风得风，要雨得雨，就好像食物；另一边受到严苛要求，要好好读书，必须考试次次得第一，就好像接受电击。生长于这种环境里的孩子会发生什么状况呢？

吴可（化名）是一名文静秀气的高中生。吴可的父母都只有高中文化，数次参加高考都没有考上，没能上大学是他们心中的痛和永远的遗憾。对于吴可的学习，父母的要求非常严格，总要求她每次考试都在班级前三名；吴可考了 98 分，父母会严厉质问她为什么没能考 100 分，还老说谁是年级第一名，是父母的骄傲等。生活上，父母对吴可的照顾是无微不至的，吃饭讲究营养、荤素搭配；家务从不让吴可沾手，吴可是衣来伸手；吴可有点头疼发热，父母马上送医求药，嘘寒问暖。他们给吴可设计学习计划，有学期计划、月计划、周计划，细致到一天要完成多少作业、什么时间完成；并规定小学读什么学校，初中读哪一所，高中必须重点，大学肯定要上 985；父母的话吴可必须听，因为都是为了她好，为了她将来能够光宗耀祖、事业有成……吴可自幼就是乖乖女，从不和父母顶嘴，父母说什么就是什么，一直按照父母的设计和要求好好读书。上了重点高中后，随着学业压力越来越大，竞争越来越激烈，吴可发现自己已经很难满足父母的要求了；她经常感到莫名的焦虑与烦恼，常常失眠，莫名哭泣，不知道人生应该怎样走下去，似乎有另外一种声音在召唤她……有一天傍晚，她自己也不知道怎么一回事，竟然爬上了教室的窗户要往外跳，幸好她的同桌死死地抱紧她。

吴可总觉得她的生命有另外一种声音，到底是什么声音？我运用"笑里藏刀"的策略让她感受到生命的另外一种声音。

第一招：柔性关怀，倾听共情

"和我说说你的爸爸妈妈，可以吗？"我轻声说，语气温柔。

"怎么说呢？爸爸看上去五大三粗的，实际上是一个很细心的人，他的字像女生写的一样，娟秀漂亮。他很爱我。我从小睡相不好，老蹬被子，爸爸每晚都会起来好几次给我盖被子。我一生病，他就会非常着急，无论工作多么忙，他都会马上送我去医院，会整夜陪着我。我病重，他会流泪，也会哭……我很怕爸爸哭，一个大男人会哭，肯定是很着急、很担心、很害怕、很心疼、很难受。我一直拼命学习，就是不想让爸爸哭，我要让爸爸开心，让他笑，让他以我为荣！我要完成爸爸没有完成的心愿，考上 985 大学，光宗耀祖！"吴可有点激动。

"嗯，爸爸是好爸爸。爸爸也一直以你为骄傲，是吧？"我点了点头。

"是的，我一直以来都设法让爸爸高兴。"吴可脸上有点异样的表情。

"哦，你意思是说，你一直在讨好爸爸？"我追问。

"唉，我也不知道怎么说。爸爸真的非常爱我，可是我有时会觉得我是木偶，一直被爸爸控制着。比如，自小到大，我不能有自己的秘密，无论什么事情都要和他说，美其名曰谈心。如果有想法与他不一致，他就会对我进行思想教育，讲许多大道理，让我觉得很烦。我是木偶，被控制的木偶，唉……"吴可眼泪哗哗地流。

"说说你的妈妈，好吗？"等吴可心情平静了一些，我又温柔地说。

"妈妈也是好妈妈，非常爱我。妈妈对我的生活照顾也是体贴入微的，不瞒您说，到现在我还没有洗过一次衣服，都是妈妈洗的。我也不会做饭，从来都是妈妈端上桌的。我生活能力挺弱的，还被同学笑话，说我弱智。"吴可不好意思地低下头。

"嗯，你的事情被爸爸妈妈代替了。"我不置可否。

"实际上，我也烦。看见同学们都那么能干，而我如此无能，以后到社

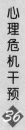

会上如何生存？妈妈一直说，没事，大了就会做了；不会做家务也没关系，只要你考上好大学，有好工作，有高工资，可以找个保姆做家务。你一定要努力学习，不辜负爸爸妈妈的期望。老师，您说，我这辈子是不是就是为了考上名牌大学而活的？是不是就是为了完成爸爸妈妈没有实现的愿望而来的？我自己人生的价值与意义是什么？搞不明白，我真的不清楚。"吴可呜呜哭了起来。

父母没有完成的心愿希望由子女来完成，从他们的角度来看，也是情有可原的；父母天天想着赚钱，他们的心其实是干涸的，希望得到子女的滋养，也是可以理解的。问题的关键在于子女如何在父母的期望与实现自己的人生价值之间找到平衡点，一方面，能够滋养父母干涸的心田，让他们尝到幸福、甜蜜的滋味；另一方面，又能找到自己的人生方向和目标，实现自我价值与人生意义。

第二招：刚性出击，当头棒喝

"请问你想考上大学吗？"我明知故问。

"当然想，做梦都想！"吴可大声说。

"你想象一下，大学在你心目中是什么样的？"我笑问。

"大学什么样的？"吴可闭着双眼，自言自语，"阳光灿烂，充满花香鸟语的地方。有许多满腹经纶的大师，有许多心仪的实验室，有数以万计藏书的图书馆，有丰富多彩的社团活动，有唱不完的歌，有跳不完的舞，有许许多多养眼的帅哥，有许许多多的美女，每个人都开开心心学习，红光满面，神采飞扬……上大学是多么幸福！"吴可心驰神往，陶醉其中。

"你若从四楼跳下去，所有这些幸福与你有关系吗？！"我突然大声打断她的思绪。

"老师，你太残忍了！"吴可愤怒的情绪一下子爆发了。

"是我残忍，还是你残忍？"我又提高了分贝。

"你，你，你太残忍！事情都过去了，你为什么不放过我？"吴可简直是咆哮了，完全没有乖乖女的模样。

"你过得去吗？你找到人生的价值与意义了吗？"我压低了声音，十分严肃地盯着她的眼睛。

"人生价值与意义，是什么？"吴可似乎领悟到什么，坐着发呆。

一个人看不到人生的价值与意义，就像一只迷途的羔羊，痛苦、无助、沮丧、绝望，看不到世界的美好，也不会想到人世间珍贵的感情，只会一条道走到黑，用结束生命的冲动终结他的痛苦。对于有自杀倾向或已经有过自杀行为的人，必须与其讨论自杀所带来的严重后果，督促他去寻找人生的价值与意义并心甘情愿为此付出一生的努力。

第三招：亲情互育，让爱流动

"你生命中真正渴望的是什么？"我把话题引向深处。

"我渴望独立。"吴可不假思索。

"你的独立是指什么？"我立马追问。

"就是自己独立出去，不再受父母的束缚！"吴可看上去理直气壮。

"不是。你所谓的独立，是在给自己找新的标准，这不是独立。"我单刀直入。

"不明白。"吴可表现出明显的无力感。

"父母用一系列的标准来塑造你，而你要做的，是感受到他们标准背后单纯的爱。也就是说，当你透过父母的要求去感受他们的爱，并且把你的爱传递给他们的时候，那份纯粹的爱，启动的就是你生命的渴望。"我指点迷津。

"我也知道他们是爱我的，所以说我也愿意按他们的标准来要求自己，但是我现在已经 19 岁了，一直这么走下去，好像都成为惯性，就接着这样走下去……"吴可喃喃自语。

"当你真的感激这份爱，并且把你的爱纯粹地传递给他们的时候，爱越流动，你生命之河就越顺畅，你此生的渴望和使命，才会浮现出来。"我试图拨云见日。

"我怎样去传递爱？还是按照他们想要的，满足他们吗？可是我……"吴可一时语塞。

"父母这样要求，你一方面下决心想做到，也要考上 985 大学，让他们

感到骄傲；但是真的做不到的时候，你就会有挫败感、自卑感、压抑感、愧疚感，所以就会有压力，活得比较沉重。而父母也不知道你这份沉重，甚至会觉得这个沉重也是必要的，这样你才会更努力。你要超越标准，感受到他们的爱，让你的爱流动起来去温暖他们的心。他们就陶醉得不得了，就会在心被暖烫到的那一瞬间改变想法，想到人生一场什么是最重要的，一个小棉袄天天缠着、爱着也挺好。"我进一步指点迷津。

"我要让我的爱流动出来，让他们感受到我的爱。其实他们有时并没那个意思，他们也老跟我说，'希望你健康快乐平安就好'。我也不知道他们想要什么，我希望按照我自己的想法走下去。"吴可的思路开始清晰起来。

"人是很奇怪的，因为爱孩子，父母同时会发出自相矛盾的多重信息，形成多维的价值观，他们一方面希望孩子出人头地，另一方面又说平安就好。你选择其中的一种价值观来活你的人生，说明你有上进心，你的生命有你自己的属性。"我肯定地点了点头。"是父母的要求，还是你自己的愿望？这已经不重要，至少是一条上进的路，这不是问题的焦点，而是你和父母之间的情感互动，只有一种方式——父母发指令，你去努力完成，假借社会价值观来达成。所以你要让更多爱流动起来，让父母感到幸福，感到陶醉，感到美滋滋，感到有这个女儿多么幸福满足。"

"老师，你说得太好了！让更多的爱流动起来，我的人生价值与意义自然而然就实现了，哈哈！"吴可快活地跳起来。

其实，人生的另外一种声音就在父母与吴可之间爱的流动里！

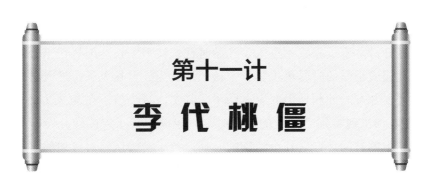

第十一计

李 代 桃 僵

　　本计语出《乐府诗集·鸡鸣》："桃生露井上，李树生桃旁。虫来啮树根，李树代桃僵。树木身相代，兄弟还相忘？"

　　李代桃僵原意是指李树代替桃树而死；比喻兄弟相爱相助，后用来指互相顶替或代人受过。在心理危机干预中，李代桃僵引申为心理辅导老师设法连接亲情，引发手足情深，避免手足相残危机。

有了弟弟，姐姐闹病

自 1979 年开始，独生子女政策在我国实施了几十年，"独生子女"这个特殊时代背景下的特殊人群一直备受关注。如今随着社会的发展，二胎政策也已经开放，不少家庭都进入了二胎时代。许多家长会选择在第一个孩子进入幼儿园或小学的时候再生第二个孩子，认为大宝长大了、进入学校了，自己和老人都有时间和精力养育二胎了。其实，每个孩子在其 3 岁、6 岁、12 岁左右都出现特别"拧"的逆反时期，也就是孩子入读幼儿园、升入小学、上初中的时间。在这几个特别的时期，孩子会尝试着对身边的事物通过自己的"感觉"作出自己的"思考"、自己的"判断"，也就是我们常说的"小心思"。这些"小心思"往往以自我为中心，认为新的弟弟或妹妹，无疑就是来和自己"抢妈妈"的，是对自己家庭地位和生活的严重挑战！

丹丹（化名）是一个乖巧、懂事的孩子，各方面表现都不错，深得父母的喜欢和老师的喜爱。自从妈妈生了弟弟，她的情绪明显发生了变化，听见弟弟哭了，她会发出尖叫声，甚至会大喊大叫，说弟弟烦死了，要把弟弟送人；早上去上学，一离开家就说肚子疼，并且疼得趴在地上起不来。父母被吓坏了，马上把她送到医院做各种各样的检查、化验，结果是一切正常，没有任何器质性毛病。但是，丹丹的肚子疼屡屡发生，父母带着她跑了许多大医院，检查、化验结果都是正常。

父母不知所措，找到了我，问孩子是不是有心理问题。面对一个 8 岁的女孩，我与她进行了一番交流，决定实施"李代桃僵"策略。

第一招：深度共情，获悉实情

丹丹的父母本身就是独生子女，他们"再生一个"的很大原因是，他们体会到自己作为独生子女成长的过程太孤单，又有许多诸如以自我为中心的弊病。然而，自己身为独生子女，却要养育两个孩子。自己并没有和兄弟姐妹相处的切身经验，却要养育一对姐弟，协调他们的关系，这对他们来说是个很大的挑战。当"独生子女"父母教育"非独生子女"时，他们的引导缺失就会带给大宝许多委屈。

"妈妈生了弟弟后,他们照顾你少了,是吗?"我看着她的眼睛问。

"一天到晚就知道照顾弟弟,不管我了。"丹丹红着眼睛说。

"你感到有点难受?"我握住她的小手。

"没有人爱我了。"丹丹哭了起来。

"你装肚子疼是希望他们关心你,是吗?"我递给她一张纸巾。

"老师,你怎么知道的?是爸爸妈妈说的?"她一脸的迷茫。

"我看出来了,你很聪明,你怕弟弟把你爸爸妈妈的爱都抢走!"我一字一句地说。

"是的,原来爸爸妈妈都是围着我转的。现在,我回家都没有人抱抱我了;我有事和他们说,他们爱理不理的,我很难受。"丹丹又哭了起来。

"可是,装肚子疼,你觉得把爱抢回来了吗?"我真诚地说。

"起码他们会陪我去医院。老师,你不要和他们说,我告诉你,看他们着急,我心里挺开心的,我知道他们还是爱我的,哈哈。"丹丹破涕为笑。

小女孩的"小心思"有谁知道?丹丹的一再"闹腾"是在呼唤父母对她的关注,是与弟弟争夺她一个人曾经独享的爱!

第二招:连接姐弟,展望亲情

许多二胎家庭会因为对新生儿的新鲜感以及新生儿特殊的生理时期(哺乳期),在短期内改变许多习惯。爸爸下班一进门,不再抱起大宝又亲又啃,却跑到里屋全神贯注地"端详"小宝;妈妈晚上不能陪着大宝又讲故事又哄睡了,却和小宝日日夜夜"窝"在一起喂奶;爷爷奶奶不再为了能让大宝好好吃饭"上蹿下跳",而是疲于照顾家里多人的起居饮食……在许多大宝的心里,虽然,他们也会有好奇、欢喜、爱弟弟妹妹的想法,但是那些切切实实影响他们原本生活模式的改变仍会给大宝们带来失落感,从而导致焦虑,责怪弟弟妹妹的诞生让他们的"幸福童年"过早地结束了。

为帮助丹丹理解亲情,看到有弟弟后满满的幸福,我和她做个"动物聚会"的游戏,丹丹很开心地配合。

我引领丹丹开始冥想。在想象中,丹丹来到一片绿茵茵的草地上,她看见大象、奶牛、长颈鹿、斑点狗等许多动物都来参加聚会,非常热闹,有各种各样的美食,有许许多多的玩具。她看见一只美丽的孔雀和一匹帅帅的小

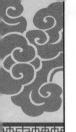

马驹在舞台中央载歌载舞，赢得满场的掌声和喝彩！小马驹很照顾孔雀，不与孔雀抢风头，始终让孔雀做明星；孔雀跳舞时一不小心踩到美丽的舞衣，眼看要摔跤了，小马驹眼疾手快地拉住了她，孔雀化险为夷，旋转得更加绚丽了……

丹丹带着这美丽的画面回到现实中来，她说太神奇了，原来有弟弟可以过得更加幸福。她说，孔雀是她，弟弟是小马驹；弟弟不会抢走爸爸妈妈的爱，是为了她的幸福来她家的，她要好好地爱弟弟，帮助爸爸妈妈把弟弟带大！

当一个人有了新的视野，获得了过去未曾得到的利益或者快乐，他就会认同新的状态或现实，珍惜它、呵护它，并且努力把握它。

第三招：由此及彼，爱要平衡

"你妈妈生了小妹妹后就不爱你了！""你是女孩子，以后你爸爸一定把财产全给弟弟了！"……在许多时候，邻居、老人都总会拿这些不合适的玩笑逗乐孩子。成人的这些语言无形中给大宝们带来了"被竞争"的压力，得到"如果自己不够好就会被取代"的信息。

同样成人的不当言语所造成的不良影响，也会对小宝形成压力，尤其在孩子年龄差距较大的二胎家庭。由于大宝已经初长成，父母也相对年长，没有太多的精力用"童趣化"的语言和二宝沟通交流。所以，二宝从出生开始就接收了许多"成人化"的语言和思维，再加上父母和哥哥姐姐的加倍溺爱，促使二宝们会不断尝试着用"成人化"的玩笑方式来逗乐大家。

其实在对二宝养育的过程中，这些"敏感、焦虑、委屈、压力"等情绪的产生都是很正常的，只是很少引起家长重视，才导致二宝的"调皮""逆反""争斗不休"等过激反应，甚至造成兄弟姐妹间互存芥蒂、家庭关系不和睦等无法挽回的局面。

大宝和二宝要相亲相爱，互爱互助，关键在于父母的正确引导：大胆爱——敞开沟通的大门，统一教育观念，共同承担教育责任；不偏爱——平衡爱的天平，有错同罚，有爱互夸，有矛盾让他们自己和解。

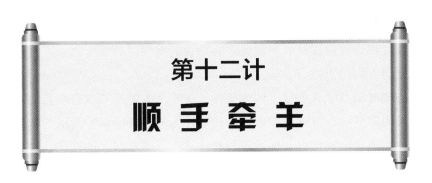

第十二计
顺 手 牵 羊

　　本计出自《草庐经略·游兵》："伺敌之隙，乘间取胜。"古代战争史上顺手牵羊之计，不乏其例。如春秋时期，晋献公借道虞国灭掉虢国，回师途经虞国时，又趁其不备灭掉虞国。

　　顺手牵羊原指乘无人留意之时，把别人家的羊顺手牵走一只；比喻不费劲，乘机便获得想得到的。在心理危机干预中，顺手牵羊引申为心理辅导教师普及科学的生理、心理知识，顺势而为，自然引导。

性梦妈妈，我好下流

世界卫生组织对性心理健康所下的定义是：通过丰富和完善人格、人际交往和爱情方式，达到性行为在肉体、感情、性心理理智和社会诸方面的圆满和协调。性心理健康是人类健康不容忽视的重要组成部分之一，近年来正越来越受到人们的重视。

性心理健康必须具备以下四个条件。一是个人的身心应有明显的性别特征。如果阴阳莫辨，就难以实施健全的性行为与获得美满的爱情。二是个人有良好的性适应，包括自我性适应与异性适应，即对自己的性征、性欲能够悦纳，与异性能很好地相处。三是对待两性一视同仁，不应人为地制造分裂、歧视或偏见。对种种历史原因形成的一切与科学相悖的性愚昧、性偏见及种种谬误有清醒的认识，理解并追求性文明。四是能够自然且高质量地享受性生活。

一天，13岁的应天一（化名）走进我的工作室。他看上去疲惫不堪，萎靡不振。

"情绪不高？"我看着他的眼睛问。

"嗯，打不起精神。"他躲避我的眼神说。

"可以聊聊吗？"我递给他一杯水。

"我是垃圾，没有人会看得起我。"他低着头，轻声说。

"为什么会有这种想法？是发生了什么事情吗？"我问道。

"老师，我说了，你也会看不起我。我是一个卑鄙下流的人！"他抬头看了我一眼，然后又重重地垂下头。

"每个人都有自己的经历，你觉得见不得人的事情，或许只是你自己的偏执想法，实际上并没有多么不堪。可能许多人也有过和你同样的经历呢。"我尝试先安抚他的情绪。

"真的吗，老师？"天一抬起头，用急切的眼神询问我。

"当然是真的，我曾听过许多故事，这些故事虽然发生在不同人的身上，但是情节往往是大同小异。很多人把自己的问题绝对化、唯一化，以为只有自己才会遇到，其实这些问题往往是每个人的成长过程中都会经历的困惑。你认为自己卑鄙下流，也许只是你对一些人性的真实表现的误解，或许根本不是与人品相关的大事。你可以具体和我说说你发生了什么事情吗？也许我可以帮到你。"我也回他以认真诚恳的眼神。

"哦，如果真是这样……"天一呼出一口大气，"那我说"。天一右手一挥，下了决心，"老师，我告诉你，最近我老做梦，梦见和妈妈一起放风筝，可是放着放着，我就突然脱光了自己的衣服……我去追妈妈，想要拥抱妈妈，可是还没碰到妈妈，我就被吓醒了……"天一说着说着，就号啕大哭起来。

原来，天一与所有青春期少年一样，出现性幻想，做性梦了！那么面对青春期少年的这种状况，我们应该如何引导？

天一是由于青春期性发育，加之缺乏性健康知识和道德伦理观念的自律，自我认知发生了偏差，把性梦当作现实而自责、自罪。一旦了解和掌握了性心理健康知识，天一的心理危机就能自然而然化解，的确是"顺手牵羊"。

第一招：疏导负面情绪，科普青春期性知识

我没有制止天一的哭泣，等他哭够了，情绪稳定下来，我才笑着对他说，"恭喜你长大了，小伙子！"面对他不解的眼神，我拿出一些与青春期有关的图片，向他讲解身体的结构、性的生理发育以及由此带来的性心理变化、性幻想和性梦。

我告诉天一，人的性心理发育可分为五个阶段。一是生殖器前期，包括口欲期和肛欲期。在此阶段，婴幼儿的吸吮活动、大便的排泄和滞留均可使其获得快感；二是自恋期。在这一阶段，孩子对自己的生殖器产生兴趣，用手玩弄生殖器成了获得快感的主要行为；三是乱伦期。男孩的性爱对象选择是母亲，而女孩子则多偏爱父亲，对同性的尊亲产生忌妒或仇恨；四是同性恋期。这一阶段的儿童迷恋同性的小伙伴，不喜欢与异性交往；五是异性恋期，也称为生殖期。这一时期的青少年把兴趣逐渐转向异性，寻求与异性的结合成为主要的性行为。此时，个体的性心理发育便趋向成熟。

天一对妈妈产生性幻想、做性梦是正常的性心理，因为妈妈是他生命中出现的第一个女人，也是他最亲、最熟悉的女人，还是最爱他的女人。他正处于性心理发育的第三个阶段，性梦与道德伦理没有任何的关系，根本无须自责，更不用自罪；接纳、认同自己当下的性心理状态，把更多的精力投入体育活动、学习和生活之中，问题会自然化解，无须多虑。

听完我的讲解，天一慢慢释怀了，不好意思地笑了，"原来这个年龄阶段大家都会遇到这样的情况。这说明我要长大了，要做男人了"。

第二招：分析家庭关系，改善亲子相处模式

在天一的成长过程中，父亲似乎是"影子存在"，常年在外，几乎没有好好陪伴过他；是母亲一手把天一拉扯长大，对他精心呵护，几乎形影不离。同时，由于父亲常年不在家，天一也慢慢地成为母亲的情感依靠。虽然天一 10 岁起，就和妈妈分房而眠，但是妈妈在感到孤独寂寞的时候，就会把天一叫到自己的房间睡觉，母子之间简直是"剪不断理还乱"，天一比一般同龄男生有更重的"恋母情结"。

我与天一的母亲详细地分析了天一的性心理问题，并就其问题的成因作了探讨，希望她在情感表达、行为举止上能够给予天一正确的引导。她深刻反省，信誓旦旦要为天一身心健康成长负起一个母亲的责任，改善自己的言行举止。

第三招：引导坦然面对，知性、懂性、悦纳性

性心理健康作为身心健康的一部分，与人的身体构造、生理功能、心理素质和社会适应密切相关，因而影响性心理健康的因素也是多方面的。一是父母的素质，在相当大的程度上，遗传基因和胚胎发育决定身心的状况；二是本人，因为个人自懂事起，便对自己的身心发展拥有一定的支配能力和责任；三是家庭与社会的教育。凡生活在科学文明的社会和家庭环境的人，往往都能自然、自主而愉悦地面对性、对待性，而在谈性色变的家庭或社会环境里，人被迫对性产生肮脏、神秘、不光彩的认识，这种逆自然性的精神状

态，与自然的人生需求的矛盾和抗争，往往扭曲人性。这不仅导致性心理的不健康，而且会对人的一生产生不良影响。

因此在青少年成长发育过程中，父母和学校应在适当的时机，用恰当的方式，合理适度地向青少年普及性知识和性心理知识，引导青少年正确看待自身的生理、心理变化和需求，接纳自己的正常生理表现，将性冲动转移到学习、运动、和异性正常交往等方面上，及时化解心理危机和矛盾，实现身心健康发展。

第十三计
打草惊蛇

　　本计出自宋代郑文宝《南唐近事》：南唐时，有个叫王鲁的人，在担任当涂（属今安徽省）县令时，把主要精力用在为自己捞取钱物上。一天，老百姓联名控告他手下的主簿有贪污行为，王鲁由于自己的行为不端，胆怯心虚，故而在看状纸时，便下意识地在状纸上信手写下"汝虽打草，吾已惊蛇"八个字。此后"打草惊蛇"一语便逐渐流传开来。

　　打草惊蛇原意为打在草上却惊动了蛇，借以比喻惩罚了甲而使乙有所警觉，多指因做事不谨慎、泄密，反而使对方有所戒备。在心理危机干预中，打草惊蛇引申为心理辅导教师以试探方式弄清对方的真实意图，探寻问题的本质，以期化解危机。

沉溺网络，能否醒悟

互联网在改变世界、为人类社会的发展做出贡献的同时，也引发了许多消极问题，是一把双刃剑。互联网既是人类工作的助手、生活的福音，但控制不当也可能成为社会问题的发源地，释放洪水猛兽。

目前，青少年"网络成瘾"已成为困扰无数家庭和学校的一大社会问题。一般认为，网络游戏的吸引力太大以及学业负担过重，常常会导致处于青春期、自制力差的青少年，陷入网络游戏的虚拟快感与强化上网欲望的恶性循环中不能自拔。在网络游戏中，他们能够获得强烈满足感和成就感，不由自主地进行强迫性网络游戏，一旦停止网络游戏，很多网瘾青少年会出现严重身心不良反应。

网络游戏成为青少年的精神避难所。青少年在现实生活中会碰到许多难以解决的问题，有时他们无法获得有效社会支持系统的帮助，只好沉迷网络以逃避现实，并从网络中获得成就感。

林森（化名）是某中学八年级学生。他的学习成绩不错，表现良好，多次被学校评为"三好学生"。但是，自从迷上网络游戏后，林森的学习成绩便直线下降，现在已经是班级后四名了。林森经常有强烈的上网渴望与冲动，因此他常常会逃学去玩网络游戏，有时还会通宵上网。由于玩游戏开支大，所以林森想方设法借钱、骗钱甚至偷钱，多次被学校通报处理，但他屡教不改。学校老师对他束手无策，同学也讨厌他，父母更是无法管教他。

那么，如何找到林森沉迷网络游戏的成因，对症下药呢？

面对林森一副"死猪不怕开水烫"的样子，作为心理咨询师的我，首先应该突破他的心理防线，打草惊蛇不失为一种有效的沟通策略。

第一招：一幅曲线图，画出悲喜

面对爱理不理的林森，我笑了笑说，"听说你作画水平不错，很有天赋，曾经获得过省级比赛一等奖"。

"这有什么？不足挂齿！"林森有点得意。

"还挺自信的！"我又笑了笑。"不过，这幅画你要画好可能有难度。"我递给他一张 A4 纸和一支笔。

"你也太小看我了！"林森有点不屑，"说，画什么，我 5 分钟之内完成。"他来兴致了。

"不要把牛皮吹破。这幅画看似简单，你不一定画得好。"我将了他一军。

"不要啰唆了，画什么？"林森开始有点耐不住性子了。

"画一个坐标图，横轴代表年龄，纵轴代表喜怒哀惧。你敢画吗？"我再次将了他一军。

"这？"林森发呆了一会儿，"画就画，没什么大不了的。"林森开始动笔。

很快地，林森画好了横轴，并且标注上年龄。画好纵轴，他在开始标注喜怒哀惧前犹豫了许久，眉毛抖动，脸部表情忽明忽暗，眼睛发红，长长地叹了口气，慢慢地运笔，花了好几分钟才标注上心情状况。最后一笔画完，他把笔重重地一扔，又长长地叹了口气，闭上双眼，把头靠在沙发的靠垫上，一副失血的样子。

第二招：一个故事，道出隐情

我仔细看了看曲线图，林森 13 岁之前标注的都是快乐，而 13 岁的标注是痛苦，14 岁的标注是想死，15 岁的标注则是一个坟墓！

我心如刀绞，一个 14 岁的少年到底经历了什么，年纪轻轻的就有结束生命的念头？

我倒了一杯水，双手递给林森，轻声说，"你肯定有不为人知的故事，你迷恋网络是一种逃避痛苦的方式，可以说给我听听吗？"

林森睁开眼睛，眼泪夺眶而出，突然放声大哭起来，哭得全身抽搐。过了好久，他平静下来，慢慢地说起他的故事。

林森的父母原来都是公务员，过着朝九晚五的生活。父母很爱他，一有空就陪他玩，给他讲故事、做游戏，家里天天笑声不断。林森上小学时，父亲辞去公职下海经商了。头几年，父亲的生意顺风顺水，家里的经济条件大为改善，生活过得如同芝麻开花节节高，满是幸福。林森读六年级时，父亲一笔投资失败，亏了许多钱。此后，虽然父母时有吵嘴，但家还是温暖的。在林森 13 岁时，父亲又一笔投资失败，亏损非常严重，一向阳光的父亲开始酗酒和赌博，性情大变，每次回家不是发酒疯就是打骂林森母子俩，家里经常是鸡飞狗跳。母亲受不了这样的痛苦生活，便与父亲离了婚。

离开父亲后，林森心情变得非常郁闷。心高气傲的他，一方面不想让老师和同学知道他家的事，另一方面又非常牵挂独自生活、贫困潦倒的父亲。他看天空，天上是阴云密布；他看地，地上都是枯枝败叶；他看人，人脸都是扭曲的。他觉得生活毫无乐趣。有一天，索然无味的他玩起了网络游戏，他的心情竟然好了起来。在游戏中，他忘记了所有的痛苦与烦恼，变身成为网络大侠，无所不能，打遍天下无对手，受人敬仰，铁粉数万。渐渐地，林森沉溺于网络游戏中不能自拔。

原来，林森是因为无法接受家庭的变故，从而丧失自我，葬送学业，赔上了他的大好青春！

第三招：一次冥想，幡然醒悟

面对痛哭流涕、不知所措的林森，我唏嘘不已，决心助其重新振作精神，走出网络游戏的泥潭。

我请林森闭上双眼，放松身体，放空心灵，在冥想中看看自我意象。慢慢地，林森看见一棵即将枯死的小松树，这棵小松树上有一条大大的害虫，正在汲取松树的营养。于是，我让他平静地看着害虫，不作为。过了一会儿，林森说，害虫消失了。我又送一瓶"神水"给他，让他给小松树浇上。又过了一会儿，林森说，好神奇，小松树活了，郁郁葱葱，已经变成一棵参天大树，根深叶茂。我让林森把这棵参天大树储存在心里，带着它回到现实生活中来。

林森笑了，声音洪亮，充满活力！他说他就是那棵即将枯死的小松树，那条害虫就是网络游戏！他要回到学校去，好好学习，争取成为参天大树！

第十四计
借尸还魂

　　本计源自《元曲选·碧桃花》："谁想有这一场奇怪的事，徐碧桃已着她'借尸还魂'去了。"计名可能与"八仙"之一的铁拐李得道成仙的传说有关。相传铁拐李原名李玄，曾遇太上老君得道。一次，其魂魄离开躯体，飘飘然游玩于三山五岳之间，流连忘返。其徒弟误以为师傅已经死了，就将其火化。李玄神游归来已不见自己的躯体，只能将自己的灵魂附在路旁一个饿死的尸体之上。从此，李玄就变身为一个蓬头垢面、袒腹露胸、并跛一足的铁拐李。

　　借尸还魂原意是指迷信的人认为人死后灵魂可附着于别人的尸体而复活；比喻已经消灭或没落的事物，又假托别的名义或以另一种形式重新出现。在心理危机的干预中，借尸还魂引申为一个人在经历创伤事件后，通过他人的针对性干预和自身的努力，接纳、适应、疗愈创伤，在创伤中成长起来，焕发出新的生命力。

突遇灾难，噩梦不断

创伤是一种很可能会带来改变的重大压力事件，它超出人们日常经验之外，突然发生又无法抵抗。一般情况下，它和我们的生命（身体完整性）相关，例如地震、火灾、战争、恐怖袭击、疫病、遭遇性侵犯等，当人们直面生死（身体完整性）时，可能会重新审视自我和这个世界。但有时它与生死并不直接相关，它可能和我们对于自我和这个世界的基本看法有关。当一件事情以消极的方式挑战我们对世界的固有信念时，它可能是具有创伤性的。例如，一次令人震惊的感情挫折，某次重大比赛的失利等。

我们通常觉得创伤事件是极其糟糕的，所以我们要拒绝它。可是实证研究表明：80%以上的人在其一生中至少会遭受一次创伤性事件(Frans et al., 2005)。

林菲（化名）是一名九五后的女生，也是个学霸。某年5月的某一天，她正坐在四楼的教室里准备着一个月后的高考。忽然教室剧烈摇动了起来，有人大喊强台风来了，所有的人都拼命冲向楼梯。老旧的教学楼像是积木一样摇来摇去，墙皮都变成了漫天飞舞的灰尘，让人睁不开眼睛，这一场景就像是好莱坞大片里的世界末日。随着人们的惨叫，三四楼开始有人往下跳了。林菲头顶的一盏灯忽然砸下来，在她脚边砸得粉碎。那时候，她只有一个念头：要活下去。好在最后，她有惊无险地出来了。

看着摇晃的教学楼，所有人都在哭。到了灾后救助体育馆的林菲看到了血肉模糊的伤者和尸体，死亡就这样毫无征兆地呈现在她面前，以摧枯拉朽之势把她原先关于世界的假设推倒了。自此之后，她寝食不安，噩梦不断，经常莫名其妙地悲伤，总担心可怕的灾难下一秒就发生在自己身上。

看了林菲的故事，我们应该如何理解和面对人生中极大可能会发生的创伤事件，我们可以有怎样的态度？至少，创伤事件是一次挑战，也是个体成长的一次机遇。

创伤后成长指的是创伤事件给我们呈现了一个以新的眼光看待这个世界

的机会，看看我们过去未曾见识的世界的另一面。它能够帮助我们从当下的遭遇中获得新的理解，把过去和当下联系起来并形成对未来新的计划与行动，从而过上完全不一样的生活。

第一招：回顾灾难，重组认知结构

"你是如何看待这次强台风事件的？"我不动声色。

"太可怕了，人在灾难面前根本无能为力。"林菲弱弱地说。

"头顶的那盏灯忽然砸下来，在你脚边砸得粉碎的时候，你是怎么想的？"我看着她的眼睛。

"我唯一的想法是活下去。"林菲眼神坚定。

"看见同学纷纷跳楼，你也想往下跳吗？"我追问。

"没有，我跑到教室的一个墙角蹲了下来，我觉得那里是安全的！"林菲大声说。

"嗯，你有很强的自我保护能力！"我竖起大拇指。

"我的物理学得很好，知道力的作用。"林菲笑了笑。

"除了物理学得好，还有什么帮助你化险为夷？"我进一步启发。

"嗯，当时我没有惊慌失措，情绪比较稳定。"林菲的眼神里闪烁着一分自豪。

"临危不乱，大智大勇！"我再次竖起大拇指。

"我去过黄山，对黄山的松树非常敬佩。虽然松树生长在悬崖峭壁上，但是无论多大的狂风暴雨都不能摧毁它们，非常坚强，傲然挺立，不屈不挠！"林菲字正腔圆。

"是的，虽然大自然具有强大的毁灭性，但是自然界的生命也同样具有强大的抗击能力和适应能力，相辅相成！"我情不自禁鼓掌。

人是会适应灾难的。就像一个盲人的触觉会变得灵敏，一个没有手的人，他的脚会变得灵活一样，我们头脑中的认知结构也会在创伤后进行重组。

第二招：感受灾难，重塑认知信念

"看到那么多的同学死的死、伤的伤，你有什么感受？"我平静地问。

"我很害怕，担心下一秒有什么灾难事件发生在我身上。"林菲身体有点发抖。

"你害怕了，灾难就不会发生了吗？"我不依不饶。

"当然不可能。灾难的发生与我是否害怕没有直接联系。"林菲把双臂抱在胸前。

"那么，你的害怕与什么有直接的关系呢？"我一语中的。

"嗯，应该与我的想法有关。我担心新的不幸事件会发生，所以我惶恐不安。"林菲有点不好意思，脸红了。

"黄山的松树还给了你什么启示？"我鼓励她。

"嗯，我觉得黄山松非常厉害，虽然遭受狂风暴雨的肆虐，但是风雨过后松树依然岿然不动，没有倒下！"林菲高昂着头。

"嗯，挺有悟性！"我用力点了点头。"也就是说，灾难事件你左右不了，但是你可以左右自己的看法，改变自己的信念，是吗？"我一步到位。

"对，老师，我明白了。我寝食不安，莫名悲伤，原来是自寻烦恼，没事找事，呵呵。"林菲长长地吐出一口气，身体一下子放松下来。

《自控力》的作者凯莉·麦格尼格尔（Kelly McGonigal）曾经写过一本关于压力的书。书里讲到，有 3 万名美国成年人参与了一项压力调查，报告他们所承受的压力，同时回答他们是否觉得压力有害健康。8 年后，研究组做了进一步的调查，来看看当年参与调查的人是否还健在。结果表明，高压力提高了 43% 的死亡风险，这似乎为压力有害的观点提供了证据。可是仔细分析却发现，提高死亡风险的，只是那些相信压力有害健康的人。

实际上，在报告中，承受了高压力却并不认为压力有害健康的受访者，他们的死亡率并没有提高。相反，他们是调查中死亡风险最低的，甚至低于那些报告自己承受很小压力的人。也就是说，真正有害的不是压力，而是"压力有害健康"这个观点本身。

从这个报告可以发现，你怎么看待生活中遇到的挫折，有时甚至比你遇

到的挫折本身更重要。创伤会改变我们，如果我们只看到创伤的害处，这种害处会因为我们害怕它而加重。创伤会带来负面影响，这当然是一个事实。另一个事实是，有相当比例的人都从严重的创伤中复原，他们甚至还得到了不同寻常的成长，这就是创伤后成长。

第三招：多元思考，重建生活意义

"你为什么要努力学习？"我发起新的问题。

"为了考上名牌大学。"林菲语气坚定。

"考上名牌大学为了什么？"我又问。

"当然是为了报答父母，光宗耀祖；为了报答学校，不辜负老师的培养。"林菲笑了。

"嗯，似乎，你努力学习是为了报恩？"我似笑非笑。

"当然，人要会感恩。父母的恩情，老师的恩情都是必须报答的。谁言寸草心，报得三春晖！"林菲义正词严。

"难道你仅仅是为了感恩？"我用怀疑的口气问。

"哦，我要实现自己的人生价值。"林菲想了想。

"你的人生价值具体是什么？"我再次追问。

"我曾经读过一个故事，有一个年轻人去采访爱因斯坦，问他作为当代最伟大的科学家觉得什么是这个时代最重要的科学问题。爱因斯坦说，如果真有什么最重要的科学问题，就是这个世界是善良的还是邪恶的。如果一个科学家相信这个世界是邪恶的，他将终其一生去发明武器，创造伤害人的东西；但如果一个科学家相信这个世界是善良的，他就会终其一生去发现联系，创造连接，发明能把人连得越来越紧密的事情。我想，现在物质文明高度发达，但是人离幸福越来越远，我希望为人类的幸福生活做些有益的事情，不要每日追名逐利，能够享受温暖的阳光、享受清新的空气、享受青山绿水、享受甜蜜的爱情和浓浓的亲情，让生活过得越来越美好！"林菲滔滔不绝。

有些黄山松被暴风雨给刮折了，折断的树枝上出现了很深的伤口，它的形状也被永久地改变了，留下了很多伤疤，树也变得歪歪扭扭。可是过了一段时间，这些伤疤上又抽出了新的枝条，甚至长得比原来更好了。暴风雨永久地改变了它，可是，并没有摧垮它，反而让它焕发了新的生命力。

　　那些在经历创伤之后努力恢复生活原状的人，精神状态往往大不如前；而勇于接受创伤、改变自己、接纳新生活的人，会变得更加坚忍顽强。假设精神世界是一只美丽的花瓶，创伤会把它摔成碎片；就算你把碎片重新拼成花瓶的原貌，你仍然无法消除上面的裂痕，你的花瓶远比过去更加脆弱。已经发生的事情无法改变，但是你可以改变未来。你可以捡起花瓶的碎片，拼出一块漂亮的马赛克。

　　有时候，创伤不仅意味着伤害，还意味着成长的机会。

第十五计

调虎离山

　　本计可能源于《管子·形势解》："虎豹，兽之猛者也，属深林广泽之中则人畏其威而载之。人主天下之有势者也，深居则人畏其势。故虎豹去其幽而近于人，则人得之而易其威。人主去其门而迫于民，则民轻之而傲其势。故曰：'虎豹托幽而威可载也。'"。

　　调虎离山原意是指设法使老虎离开原来的山冈；比喻用计谋调动对方离开原来的有利地位。在心理危机干预中，调虎离山引申为心理辅导教师想方设法促使人摆脱原有的不良心理状态，促其发生根本性改变。

爸爸没死，好好活着

当一个人在面临突发性灾难事件后，为了减轻内心不安、内疚感，或者为了摆脱烦恼、痛苦，往往会采取倒退到童年或低于现实水平的行为来获得别人的同情和关怀。他会否认曾经发生的灾难事件，否认曾经的恐惧，否认正在经受的种种痛苦，这就是精神分析学派所说的"否认"。

否认是一种比较原始而简单的防御机制，它是通过扭曲个体在创伤情境中的想法、情感及感觉来逃避心理上的痛苦，或否定不愉快的事件，当作它根本没有发生，来获取暂时的心理安慰。

李莉（化名）是某小学四年级的学生。一天早晨，她的爸爸骑着电动车送她去学校，就在她下车和爸爸告别的时候，突然一辆小轿车呼啸着朝她父女俩冲了过来，她的爸爸眼疾手快一把用力推开她……李莉得救了，而她的爸爸倒在血泊中，永远离开了这个世界。

面对突发性灾难事件，李莉当时呆若木鸡，毫无反应，只是口中念叨，"爸爸，爸爸，爸爸……"，既没有哭，也没有眼泪。自此以后，李莉就像换了个人似的，原来爱说爱笑的她，一天到晚不言不语，经常坐着发呆，眼睛无神。每天早晨李莉赖在床上不愿起床，说要爸爸来叫她，已经半个月没有去学校读书了；吃晚饭的时候，她都会把爸爸的碗筷放好，坐在饭桌前等爸爸下班回家吃饭；妈妈流着眼泪告诉她爸爸已经去世了，她就会对妈妈冷若冰霜，说妈妈是坏女人……

突发性车祸已经让李莉产生消极性心理防御机制，她在否认灾难，否认父亲的死亡，否认她在承受的痛苦。她试图逃避现实，逃避悲伤。

要让李莉从"逃避"中走出来，调虎离山就是最合适的一个计策。

第一招：回忆父亲，打开心扉

面对一脸木然的李莉，我不紧不慢地和她聊起她的父亲，让她和我说说父亲带她去上海游玩的故事，讲讲她和父亲之间的种种小秘密，说说父亲送

她的各种玩具以及父亲带给她的种种快乐。慢慢地，李莉的脸部表情放松了，说话有声有色了，肢体动作也丰富起来，自然而然地进入一种较为活跃的状态，心理抗拒的屏障悄悄地撤去。

第二招：意象体验，直面车祸

看到李莉的身体和心灵已经处于较为放松的状态，我觉得打开李莉心灵之锁的时候到了。

于是，我微笑着对她说："咱俩做个游戏，好吗？"

她看了我一会儿说："你都这么大的人了，还喜欢做游戏吗？"

我眨了眨眼睛，调皮地说："我心里有一个和你一样大的小男生，可喜欢做游戏了，不信就试试！"

"试试就试试，我才不怕你！"李莉大声说，脸上有了红晕。

于是，我让李莉闭上双眼，深呼吸，放松身体，放空心灵。然后，我用催眠语引导她来到海滨，让她看到太阳从海平面上冉冉升起，万道金光洒在蔚蓝的大海上，海风轻拂，海鸥歌唱，一艘艘的渔船扬帆起航，一幅幅非常美丽的画面很容易带给人轻松愉悦的心情。

慢慢地，李莉看见自己坐在一头大象身上往前走，一路上她和大象有说有笑，非常开心。突然，不知从哪里冲过来一只巨大的怪兽，这只怪兽力大无比，朝着大象猛撞过来，大象猝不及防，但是他还是把李莉放到安全的地方，而他自己倒在血泊之中……当李莉看到这个画面的时候，情绪非常激动，大喊，"我怕，我怕！""大象，大象！我要大象！我要大象！"我紧握她的一只小手，用坚定的语气告诉她："你是安全的，我和你在一起！你是安全的，我和你在一起！你是安全的，我和你在一起！"李莉在催眠中痛哭起来，声音嘶哑，如诉如泣，歇斯底里。大约哭了 20 分钟，李莉的情绪慢慢地平静下来，于是我唤醒了她。

第三招：承认现实，继往开来

看着满脸眼泪的李莉，我递给她几张面巾纸，让她擦干眼泪回到现实中来。然后，我平静地看着她，问她刚才看见了什么。李莉说，她看见大象被怪兽撞死了。我问她，大象是谁？她说，大象是爸爸！爸爸为了保护她死了。李莉又痛哭起来，又哭了 10 多分钟，哭声中是满满的哀伤！

坐在一旁的妈妈流着泪对李莉说，爸爸已经永远离开我们了，妈妈也非常悲痛。可是，爸爸肯定希望我们好好地活下去，过好每一天。如果爸爸在天有灵，看见我们活得不快乐，他肯定会很痛苦的。我们对爸爸最好的怀念就是活出快乐，活出幸福！

李莉擦干眼泪，眼神坚定地说："妈妈。我懂了。我们好好地过日子，就像爸爸在的时候一样！"

母女俩的脸上都有了久违的笑容。

一个经历严重创伤事件的人，如果能够直接面对创伤性事件，接纳它、适应它，并且痛定思痛，把它化作前进的动力，其生命将焕然一新！

第十六计
欲擒故纵

　　本计出自《老子》第 36 章："将欲歙之，必固张之；将欲弱之，必固强之；将欲废之，必固兴之；将欲夺之，必固与之。"又《鬼谷子·谋篇》："去之者纵也，纵之者乘也。"中国军事史上成功运用此计，并对此计定名有重大影响的，当推诸葛亮率蜀军远征南蛮、七擒七纵蛮王孟获的故事。

　　欲擒故纵原意指要捉住敌人，可以先故意放开他，使他放松戒备，充分暴露，然后把他捉住；比喻先让其尝到些甜头割舍不掉，然后实施自己的控制计划。在心理危机的干预中，欲擒故纵引申为心理辅导教师故意听之任之，不试图改变之，让其有一个觉悟过程，然后移花接木，化解其心理危机。

性别偏差，如此奈何

我们的身体性别早在子宫里的时候就被基因决定了。性别认同是对自身性别的正确认识，即掌握自己的性别属性及其相应的作用。

美国儿童发展心理学家科尔伯格（Lawrence Kohlberg）把儿童性别守恒的发展划分为三个阶段。第一阶段，性别标志。早期的学前儿童能正确标志自己以及他人的性别。这时的儿童对性别的认识来自外部的、表面的特征，如头发长度、服饰等。将一个玩偶的服饰或发型改变后，儿童认为它的性别改变了；第二阶段，性别固定。这时的儿童对性别的"守恒性"有了一定的理解，如知道男孩将来要长成男人，女孩将来会长成女人，但他们仍相信改变服饰、发型等就能导致性别转换；第三阶段，性别一致性。幼儿园大班儿童和小学低年级儿童开始确信了性别的一致性，他们知道即使一个人"穿错了衣服"，也不会改变性别。

性别认同是孩子探知外在世界的途径之一，是一个人对自我性别的归属感，也就是对于自己是男是女的判断。性别认同是一个人对自己的生理性别的自然认知，如果儿童在幼儿期不能及时完成性别认同，日后就有可能会出现不同程度的性别偏差行为，影响各方面的发展，甚至影响身心健康。

童洁（化名）是一名高中生，他身材高大，长着一张标准的国字脸，留着一头长发。童年的时候，童洁只和女孩子玩，有穿女性服装的经历，他很喜欢和母亲在一起做一些女性做的事情。最初童洁对性别还没有特别的意识，但在升入小学高年级的时候，童洁意识到虽然自己身体是男性，但心理上向往女性的事实，随后便对自己男性的身体逐渐产生了强烈的厌恶感。

虽然童洁平时身着男生的服装去学校，但在家里每周会化一两次女妆，身着女装。以前虽然在这样的时候有过性兴奋，但他最近逐渐意识到自己不是女性的事实，这反而使他更加痛苦。到现在为止，他没有关系亲密的男生，却有好几个关系密切的女生，但对女生完全没有性的冲动。

面对童洁性别认同不一致，我运用了欲擒故纵的策略。

第一招：倾听接纳，放纵宣泄

"你有兄弟姐妹吗？"我似乎随意地问。

"有一个哥哥，比我大4岁。"童洁回答。

"兄弟关系如何？"我又问。

"很一般，他不喜欢我，我不敢接近他。他说我身体是男生，行为像女生。"童洁低着头。

"哦，爸爸妈妈喜欢你吗？"我笑眯眯地问。

"妈妈很宠我。妈妈说，有了哥哥后想要个女儿，就生下了我。生下我后，妈妈有点失望，说生错了，本来想生个小棉袄，却是个小情人。妈妈给我取了这个名字，让我穿生产之前准备好的花衣服、花裙子，还给我扎小辫子，对别人说我是她的小棉袄，呵呵。我小时候的许多照片都是小女孩的样子，哈哈。"童洁一副开心的样子。

"爸爸喜欢你吗？"我追问。

"爸爸是做生意的，一年到头在外面忙。小时候爸爸很少陪我，我都是和妈妈在一起。爸爸好像也不喜欢我，我几乎没看见他对我笑过。"童洁又低下头。

"小时候，你觉得自己是男生还是女生？"我看着他的眼睛。

"我一直以为自己是女生。上幼儿园后，我发现自己与其他女生不一样，虽然女生都很喜欢我，可是老师说我是男生，要我有男生的样子。我很长时间好纠结，我是女生，怎么有小鸡鸡？上了小学之后，我慢慢地明白了，我真的是男生，我必须去男卫生间，唉……"童洁长长地叹了口气，看上去很懊恼。

性别认同是在生物学基础上儿童与成人相互作用的结果，儿童的性别认同，离不开成人(尤其是父母)的教育方式和教育态度，而儿童的性别认同又反过来影响着父母社会化的发展，因为儿童已经成为父母自身社会化发展过程中的一个显著因素，因此有人说，对于父母来说，有两个社会化的过程，一个是儿童的社会化，另一个是父母在成人社会化中的继续发展，这种说法是很有道理的。童洁的女性性别认同是他妈妈一手造成的，同时强化了他妈妈的社会性别身份。

第二招：行为讨论，放纵认知

"小时候你喜欢做一些什么游戏？"我问。

"我经常做妈妈和孩子的游戏。我有许多洋娃娃，我会披着妈妈的衣服，抱着洋娃娃，拿着奶瓶给她喂奶，给她唱歌，哄她睡觉。看着洋娃娃在我怀里，安安静静的，我觉得好幸福，就像我妈妈一样。"童洁一副陶醉的样子。

"嗯，看起来你很快乐。"我说。

"是的。我还喜欢把自己打扮成小公主，把小房间装扮成一个宫殿，想象自己参加一个宫廷舞会，在舞会上遇见了一个非常帅气的王子，王子喜欢我，与我跳了好多支双人舞，我非常幸福。舞会结束后，我坐上王子的马车，与王子奔驰在草原上，尽情地享受两人世界，有飞一样的感觉，好幸福！"童洁一脸羞涩而快活。

"你有心情难受的时候吗？"我转换了话题。

"哥哥骂我，甚至打我。哥哥不喜欢我做这样的游戏，会把我的洋娃娃扔得远远的，要拖我出去打球、跑步，说男生要有男生的样子，要有阳刚之气，不能娇滴滴像个妹子。我会大哭大叫，还会咬他。哥哥就是看不起我，唉！"童洁紧握拳头。

"和同学发生过冲突吗？"我不放过他。

"有，被同学暴打一顿！读小学时，我上卫生间，很自然地跟着一个女同学进了女卫生间。那个女同学尖叫起来，大喊抓色狼，我慌忙逃了出来，几个男同学抓住了我，不分青红皂白，把我暴打了一顿，打得我鼻青脸肿，好没脸面。唉！"童洁一脸的痛苦。

"这事件发生后，老师有什么反应？"我接着问。

"班主任把我叫到办公室，狠狠地训了一通，说我看上去文质彬彬的，想不到道德品质如此糟糕，竟然干出如此不齿的事！后来，上初中的时候，又发生过类似的事件，我被学校记大过处分。这次处分已经成为我的噩梦，一想起来，我就会心惊肉跳，恨不得地上有一条缝隙，钻进去，死的心都

有。呜呜……"童洁号啕大哭起来。

性别认同对个体的心理发展具有重要的意义。绝大多数人的性别认同与生物学意义上的性别是吻合的。因而，他们能适应正常的社会生活，能安然地接受自身的性特征。如果性别认同发生障碍，则不能平静地适应自身性别和社会生活，严重的则会形成"异性癖"，即一个生物学上确定的男人或女人，拒绝自己的性别，坚持认为自己是个异性，甚至不惜动用外科手术以达到目的。这是一种性心理障碍，从心理学上讲，无一不与早期性别认同的障碍有关。

第三招：意象引导，确认身份

我引导童洁闭上双眼，在深呼吸中放松身体，放空心灵，在想象中参加一个动物聚会。慢慢地，童洁看见许多动物身穿各种各样的盛装前来参加聚会，有兔子、山羊、长颈鹿、猴子、大象、老虎、孔雀、鸽子、凤凰等。在舞台的中央，童洁隐隐约约看见一个大型动物在做精彩表演，引来参会动物的阵阵喝彩。我引领童洁说，他的右手有一瓶神奇的"魔水"，只要他打开瓶盖往动物身上洒一些"魔水"，他就能够清楚地看见此动物。童洁照此做了，他看见舞台中央的动物是一头威风凛凛的雄狮，气吞山河……我让童洁把雄狮放在心中，回到现实中来。

我问童洁看见了什么。他说，他看见一头雄狮，非常威风，很强大，很有力量，他好喜欢。我又问他，这头雄狮是谁的象征。他说，从雄狮的头型、身材看，这头雄狮就是他！原来，在潜意识中他是一头雄狮，一个不折不扣的男生！他开心地哈哈大笑起来。

性别角色决定了人的性角色和未来的社会角色，它既包括对自身的认识，也包括对他人及环境的认识。通过性别角色教育，孩子会知道自己要成为一个怎样的人，承担什么样的责任，如何建立自我的观念，如何尊重异性以及如何与别人交往合作。

在对孩子进行性别教育的时候，家长一定要注意态度，对性别认同混淆或有行为偏差的孩子，不能简单地训斥，让孩子产生紧张甚至是犯罪感。家长应循循善诱，最好能"润物细无声"，为孩子上好人生这重要的一课。

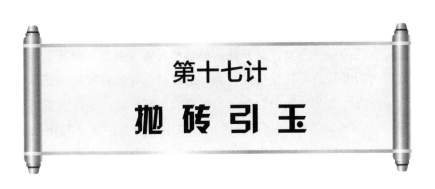

第十七计
抛砖引玉

　　本计出自《传灯录》，传说唐朝诗人常建，听说赵嘏来到苏州，判定他一定要去游灵岩寺，就先在寺前写下两句诗。赵嘏看到后在后面续写了两句，完成了绝句一首，并且后续的两句比前两句好。后人称常建的这种做法是"抛砖引玉"。

　　抛砖引玉本意是抛出一块不值钱的砖，换回一块价值连城的玉；比喻以自己粗浅的意见引出别人高明的见解。在心理危机干预中，抛砖引玉引申为心理辅导教师装傻充愣，说些不着边际的话，引出来访者的真实想法和意图，借机解决危机。

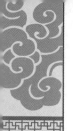

性爱幻想，连篇累牍

性幻想是指人在清醒状态下对不能实现的与性有关事件的想象，是自编的带有性色彩的"连续故事"，也称作白日梦。

处于青春期的少男少女，对异性的爱慕和渴望很强烈，但又不能为满足自己的欲望与所爱慕的异性发生性行为。这样就会导致有的同学把曾经在电影、电视、杂志、文艺书籍中看到过的情爱镜头和片段，经过重新组合，虚构出自己与爱慕的异性在一起；有的把想象中的情景用文字写出来告诉他人，以达到自我安慰；有的因没有异性同学邀其一起游玩，就想象一位异性同学给自己写来了约会信邀其一起游玩。这种幻想可以随心所欲地编，编得不满意再重新编；毫无顾忌地演，演得不理想再重新演。在进入幻想状态时，还伴有相应的情绪反应，可能激动万分，也可能伤心落泪。这种性幻想在入睡前及睡醒后卧床的那一段时间，以及闲暇时较多出现。部分人可出现性兴奋，女孩性器官充血，男孩射精，有的还伴随着自慰。这种性幻想在人的青春期是大量存在的。于是，有的人会认为自己变坏了，脑子变复杂了，为此而内疚自责。

王小海（化名）是一名初中生。近段时间，他发现自己"变坏了"，不仅夜里经常有性梦，与好多成熟美丽的女人做那种羞于开口的事，而且上课的时候经常有想看女老师胸部的想法，甚至有和女老师做那个事情的冲动，根本静不下心来听课、看书、做作业。现在他几乎不敢抬头看女老师，担心老师看穿他的心思，然后批评他、训斥他！他觉得自己不是好学生，而是一个卑鄙无耻的坏蛋！

处在花季的少男少女若一味幻想，特别是沉湎于性幻想中，可能会延误学业，误入歧途，甚至走上性犯罪道路或产生性心理障碍。于是，我运用抛砖引玉之计为王小海作心理疏导。

第一招：装傻充愣，诱敌深入

"我卑鄙下流，一天到晚满脑子都是坏心思，唉……"小海长叹一声，眼睛看着地上。

"可是，我看不出你哪里卑鄙下流，是眼睛，是手还是脚？"我故意装出听不懂的样子。

"是脑子！"小海提高了声音。

"脑子？脑子怎么卑鄙下流？"我瞪大眼睛，一副迷惑不解的样子。

"一天到晚想女人！你听得懂吗？"小海再次提高了分贝。

"你是男生，想女生，错了？"我继续装下去。

"奇葩老师，我服你了！"小海欲哭无泪。

"看你很不高兴的样子，你觉得自己想女生是错的？"我一副不解风情的样子。

"告诉你，我不是想女生，是想女人！没见过你这样的老师，不开化。"小海一脸的不屑。

"哦，女生与女人不一样吗？"我似笑非笑。

"当然不一样！女生什么都不懂，英语老师那样的才是女人，才值得想。"小海有点生气，脸都有点发红了。

"哦，英语老师是女人，你想什么呢？"我眯着眼睛。

"想，想看看她的胸部，好大的胸，白不白？"小海也眯起眼睛，一副陶醉的样子。

"哦，喜欢大胸的女人？"我依然眯着眼睛。

"妈妈的胸就好大，我好喜欢。嗯，我已经好几次梦见英语老师了，好幸福，哈哈。"小海依然是一副陶醉的样子。

"你在梦中与英语老师做什么事情没有？"我追问。

"当然，想做什么就做什么，没有不能做的事！"小海激动得喊起来。

"既然你如此幸福，怎么说自己卑鄙下流呢？"我反问。

"你，你，你不懂！"小海着急了。

"嗯，你是想说，你做了性梦？"我语气温和，一针见血。

"嗯，我和老师做了不该做的事，好羞耻，不止一次，许多次。"小海深深地低下头，很痛苦的样子。

"白天你也在想这个事吗？"我不放过他。

"是的，上课时我也老想这个事，都不敢抬头看老师了。我怕被老师看穿，怕老师骂我，怕老师不喜欢我。我好难受，呜呜……"小海放声大哭起来。

我用具体化的技术澄清小海问题的性质和严重程度，让小海可以直面性幻想这一让他感到痛苦的问题；帮助他认识到性幻想的出现是正常的、自然的；性幻想的妙处在于可以不受时间、空间限制，不怕别人窥破，允许我们暂时超脱现实。

第二招：利用"例外"，认同肯定

"你时时刻刻都想女人吗？"我话中有话。

"经常想，嗯，好像有不想的时候。"小海似乎在思考。

"可以具体说说，什么时候你没有想？"我追问。

"嗯，打篮球的时候不想，就想赢得比赛。"小海笑了笑。

"嗯，打篮球的时候你把注意力集中在比赛上，挺好。"我点点头。

"男老师上课的时候不想，能够认真做笔记。"小海又笑了一下。

"嗯，性取向正常，你不会发生同性恋。"我认认真真地说。

"当然不会同性恋！年纪较大的女老师上课也不想，看着她也没事。"小海昂起头，有点骄傲的样子。

"嗯，你的意思是说，大妈级的、奶奶级的女老师也不影响你认真听课，是吗？"我又点了点头。

"是的，她们对我没有刺激。"小海再次笑了笑。

"还有什么时候不想呢？"我再次追问。

"和同学讨论问题的时候不想，就想找到解决问题的方法。"小海一脸的认真。

"嗯，其实你挺有上进心的！表现不错。"我再次肯定。

"当然，我想上重点高中，我的学习成绩向来不错。"小海的眼睛明显在闪光。

"有志向，有抱负，好！"我竖起大拇指。"英语老师上课时，你有听得忘乎所以的时候吗？"我露出期待的眼神。

"当然有，我心情平静时可以 10 多分钟持续不走神，可以心无杂念，哈哈。"小海肆无忌惮地大笑。

"很好，原来你有自己的法宝，可以做到心无杂念，哈哈。"我也开心大笑。

我利用"例外"，帮助小海找到已经存在于自己身上的解决问题的资源，从而引导出问题的解决之道。

第三招：奇迹提问，强化效果

"我看你现在挺开心的，是什么事让你如此高兴？"我笑着问。

"我似乎不卑鄙下流，好像挺正常的。"小海不回避我探究的目光。

"哦，悟性不错！你是怎么做到的？"我好奇地问。

"我身体发育很好，到青春期了。我听说过一句话，哪个少女不怀春，哪个少男不钟情。我想女人是正常的，不想才不正常。老师，你说对吗？"小海用自信的眼神看着我。

"对，好棒。还有呢？"我重重地点头。

"我在书里看到，对性幻想根本不用大惊小怪，它来的时候就随它来，它不来也不要强求。英语老师是我喜欢的老师，我对她想入非非也是情有可原吧。"小海的眼睛很明亮。

"好深刻！你竟然有如此深刻的感触，还有别的感悟吗？"我一副惊奇的样子。

"老师，我和你说一件有趣的事情吧。我一个好哥们儿，有一天晚上，他突然接到一个女生的电话，她说她是杏子，这个女生是班花，好多人喜欢她，我的好哥们儿也喜欢她。他问她找他有什么事，她说你说呢？我的好哥们儿明白了她的意思，同意做她的男朋友。第二天，他俩以恋人的形式出现在同学面前，我们纷纷向他们表示祝福。有意思吧?"小海一脸的兴奋。

"嗯，有意思。用平常心看待性幻想，你是怎么做到的？"我进一步

提问。

"其实，我的学习压力挺大的，经常在学习方面处于焦虑状态。听说幻想还可以舒缓压力和紧张，并及时减轻学习焦虑。我出于对英语老师的喜欢而幻想，也许是一种舒缓焦虑情绪的调节方法，过了这段时间，一切都会好的。"小海声音响亮，自信满满。

每一个心智健全的人都会有这样那样的性幻想，只不过在出现频率、长短、内容、性质以及对待它的态度等方面存在着较大的差异而已。性幻想的内容五花八门，无所不包。坦然面对性幻想，接纳、正视、包容，不贬低、不批评、不排斥，教师应自然疏导，巧妙引导，正确指导。

第十八计

擒 贼 擒 王

　　此语在唐代以前的口语中已经广泛使用。最早见诸文字，且影响较大的则是唐代"诗圣"杜甫的五言古诗《前出塞》："挽弓当挽强，用箭当用长。射人先射马，擒贼先擒王。杀人亦有限，立国自有疆。苟能制侵陵，岂在多杀伤。"

　　擒贼擒王指在两军对战中，如果把敌人的主帅擒获或者击毙，其余的兵马则不战自败；比喻解决问题有主次之分，抓住重点，问题就迎刃而解。在心理危机干预中，擒贼擒王引申为心理辅导教师要提纲挈领，抓住关键问题，解决主要矛盾。

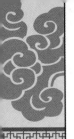

流言四起，人心惶惶

校园心理危机事件突发后，及时准确地向公众发布事件信息，是负责任的重要表现。这对于公众了解事件真相，避免误信谣传，稳定人心，开展正常的教育教学，具有重要的意义。

突发事件信息发布要实事求是，及时、准确、客观、全面。要在事件发生的第一时间向社会发布简要信息，随后发布初步核实的情况、政府和学校的应对措施以及公众防范措施等，并且根据事件处理的相关情况做好后续信息的发布工作。

信息发布要积极主动，准确把握，避免猜测性、歪曲性的报道，始终以权威、准确、正面的舆论引导公众。信息发布过程中，要特别重视"次生舆情"的负面影响。

所谓"次生舆情"是指重大突发事件处置过程中由原生舆情派生的新的舆论变焦与转换现象，是公众面对信息不透明所发生的猜测性、质疑性舆论，是坊间的所谓"拔出萝卜带出泥"的舆论。"次生舆情"有正面性的，但更多的可能是负面性的，甚至是具有歪曲性和破坏性的。

一天，我突然接到某市某学校领导的电话。该领导声音嘶哑、语气沉重，他说几天前该校一名女生坠楼致死，出于多种原因，学校用比较简单的方法进行了处理。但意想不到的是，现在社会上流言蜚语四起，小道消息横流，学校的声誉受到严重的影响，师生人心惶惶，正常的教育教学难以开展。

对于学校在面对突发事件时处理不当而导致的"次生舆情"危机以及由此引发的师生新的心理危机，我们当如何应对？

该校突发事件处理中的关键是什么？要如何弥补，才能化解"次生舆情"危机？

经过与学校领导、老师和学生全方位的访谈和沟通，我们发现，学校在该危机事件的处理过程中方法简单，甚至有点粗暴，只是把全校师生召集起来简单地通报了一下突发事件，要求大家不要乱猜测、乱议论、乱说话，静下心来好好教学、好好读书，不要因为此事件影响学习；面对家长与公众的一些质疑，学校没有直接回应，而是敷衍了事；对于老师和学生的恐惧、担心等创伤性影响没有开展有效的心理辅导；对于死亡女生家属则直接以赔偿了事。事实上，许多家长要求学校就该女生坠楼事件做进一步的说明，还原事件真相，并且就学生在校人身安全问题提出更加具体的保障措施。学校的做法不仅引起了家长和公众的不满，也引发了不必要的猜测和流言。

为化解此重大危机，我们与学校领导、教育局领导、公安局领导、政府领导多方沟通后，做了以下几件事情。

第一招：召开媒体发布会

由政府领导牵头，会同学校、教育局、公安局召开媒体发布会，就该女生坠楼事件准确、客观、全面地做了通报，并且正面回答了媒体以及公众关心的所有问题，以正视听。

第二招：召开全校师生大会

由教育局牵头，召开全校师生大会，就女生坠楼事件由公安局领导就勘察情况和调查情况进行全面通报，澄清事实真相。学校领导就事件发生后的一些不当行为向全体师生道歉，请求师生的理解与谅解。

第三招：发放《告全体家长书》

学校利用学校网站、校讯通、家长微信群、QQ 群等媒介，向全校家长发放《告全体家长书》，通报女生坠楼事实真相和目前事件的处理情况；学校承诺将进一步强化学校管理，做好师生生命安全教育工作和学生心理辅导工作，为学生提供有效的心理服务，促进学生健康成长。

第四招：全方位开展心理辅导

在教育局的协调下，一支有丰富经验的心理专家团队迅速建立起来。心理专家立即进入学校，开展班级团体辅导、小组团体辅导和个体辅导，对因该突发事件而导致心理创伤的教师和学生进行有针对性的疏导、引导和指

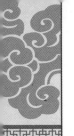

导，有效阻止了师生心理问题严重化的倾向，帮助师生安心教学和学习。

附件：《告全体家长书》（参考样本）

各位家长：你们好！

2015 年 4 月 1 日傍晚 6 点半，我校高一（5）班学生黄某（女，17 岁）在实验楼 4 楼坠楼。事件发生后，学校第一时间拨打了 120 急救电话，该生立即被送往人民医院急救。不幸的是，因伤势严重，医生虽奋力抢救，但是无力回天，黄同学永远地离开了我们。我们深感悲痛！我们向黄同学的父母及其亲属深表慰问！

事件发生后，学校马上向上级有关部门进行了汇报，并开展善后处理工作。公安部门第一时间进入我校，对坠楼事件进行勘察和调查。

由于学校有些事情处理不到位，导致一些人对事件产生了质疑，对学校管理产生了一些怀疑，从而对我校教育教学工作的正常开展产生了一些不好的影响。为此，责任在于学校，我们深表歉意！

4 月 7 日上午 9 点，由市政府领导牵头，在我校大型会议室召开了媒体发布会，有省级、市级和当地 12 家媒体参与。人大代表、市民代表、学生家长代表、学生代表、教师代表及有关单位负责人共 300 余人参加。公安局领导就该女生坠楼事件准确、客观、全面地做了通报，同时我们以负责任的态度正面回答了媒体以及公众关心的所有问题。

4 月 7 日下午 3 点，由教育局领导主持，我们召开了全校师生大会，就女生坠楼事件由公安局领导做全面的通报，澄清事件真相。学校领导就事件发生后的一些不当行为向全体师生道歉，请求师生的理解与谅解。

现在我们已经组织成立了心理专家团队，为全校师生开展心理辅导工作。我们相信，心理专家团队有能力化解这次突发事件所带来的心理影响，帮助师生解决负面情绪问题，以良好的心态继续投身于学习、生活和工作中。学校将以此事件为契机，以丰富多彩的活动开展生命教育，将珍惜、爱护生命的理念贯穿于教育教学活动中。

学校教育离不开你们的支持，希望大家一如既往地关心学校、理解学校、支持学校！让我们为了一个共同的目标——培养有道德、有情操、身心健康、博学多才的接班人而共同努力！

谢谢！

第××中学

2015 年 4 月 9 日

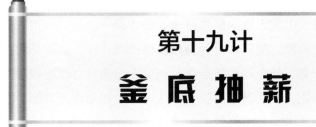

第十九计
釜底抽薪

　　本计的策略思想渊源可以追溯到战国时代成书的《尉缭子》。西汉的《淮南鸿烈》："故以汤止沸，沸乃不止；诚知其本，则去火而已矣。"东汉董卓《上何进书》："臣闻扬汤止沸，莫若去薪。"北齐史学家魏收《为侯景叛移梁朝文》："若抽薪止沸，剪草除根。"至明朝以后，便在更多的书面语中出现了"釜底抽薪"这一更为概括、简明的语言。如明朝嘉靖年间戚元佐《议处宗潘疏》："谚云：扬汤止沸，不如釜底抽薪。"

　　釜底抽薪原意为把柴火从锅底抽掉，才能使水止沸；借以比喻做事非常彻底，也指暗中进行破坏。在心理危机干预中，釜底抽薪引申为心理危机预防要着眼危机事件的本质，从根本上解决问题。

危机预防，防微杜渐

校园心理危机是指在校园生活范围内，由于各种突发的、重大的危机事件所引起的校园成员（学生、教师、职员）心理严重失衡状态。这种严重心理失衡状态在未成年人中常表现为轻生自杀、肢体自残、暴力攻击、离家出走、网络成瘾，以及吸毒、酗酒、性行为错乱等冲突性行为。如果这些冲突性行为只是在学校管理、社会治安的层面得到阻止，而没有在心理层面予以疏导与干预，则有可能转换成潜在的压力和焦虑，进而形成严重的心理障碍和心理疾病，直接影响青少年人格的健康发展。

有一天，我接到某市一个校长的电话，他声音嘶哑，充满沮丧。他说，他所在的学校发生了一起在校学生自杀事件。事件发生后，学校采取了许多措施防止事态扩大，但是师生心理状况一时难以稳定，人心惶惶，正常的教育教学秩序受到了很大冲击。他担心类似事件再度发生。

如果学校从根本上预防心理危机事件的发生，就必须建立较为完善的学校心理危机预防与干预机制。这就是心理危机处置的釜底抽薪之计。

第一招：确立基本原则

学校心理危机预防与干预机制的基本原则是早预防、早发现、早干预。

早预防就是未雨绸缪，用多种途径、多种方式宣传心理健康知识，让全体师生有心理健康意识、理念和行为，在较严重心理危机发生之初就能及时自我调节、控制或向他人求助。

早发现就是发现师生在萌芽状态较严重的心理危机。在新生入学时，学校心理辅导室就要开展学生心理健康普查工作，建立学生心理档案。同时每学期学校要开展一次学生心理问题筛查工作，对各年级、各班级学生心理问题进行分析，并将学生中存在的主要心理问题向学校领导、班主任和学科教师做出预警性提示和预防性策略指导。

早干预就是在师生较严重心理危机发生之前进行有效处理。面对师生心理危机问题，学校要建立心理危机应急预案。一旦发现较严重的心理危机问题，学校要马上做好应急处理，把问题学生与其他人隔离，做好 24 小时陪伴工作，并对其进行有针对性的心理疏导和引导，果断做出转介诊断、回家休养、休学治疗等决策。

第二招：确定基本策略

学校心理危机预防与干预机制的基本策略是建立学校心理危机三级预防与干预体系。

一级心理危机预防与干预体系的主体是班级和年级，责任人是班主任、学科老师、年级组长和班级心理委员，其主要责任：一是发现遭遇重大事件而出现心理或行为异常的学生，患有严重心理疾病的学生，有自杀倾向或自杀未遂史或家族中有自杀者的学生，因严重生理疾病而导致心理痛苦的学生，由于身边的同学出现个体危机状况而受到影响，从而产生恐慌、担心、焦虑不安的学生，以及其他有情绪困扰、行为异常的学生；二是及时报告，将有严重心理问题或行为异常学生的情况及时报告给二级体系。

二级心理危机预防与干预体系的主体是学校心理辅导室（中心），责任人是心理辅导教师，其主要责任是评估学生的心理问题并做好疏导工作。心理辅导教师在接到班级或年级报告后，要立即与问题学生进行会谈，对其心理问题进行评估，并且就会谈情况写出书面评估报告，做出基本的问题判断，然后把评估报告提交给三级体系。

三级心理预防与干预体系的主体是学校心理危机预防与干预领导小组。该领导小组的组长是校长，学校的党支部（党委）书记、副校长担任副组长，各科室主任、心理辅导室（中心）负责人是领导小组成员。领导小组接到心理辅导室（中心）关于学生心理问题评估报告后要立即召开会议，在保障问题学生人身安全的情况下，就学生的心理问题做出处理决策，要么聘请有关专家进一步评估或诊断，要么马上通知家长到学校会谈，要么立即转送学生到有关医疗机构就医，并在该生所在班级做好心理疏导和抚慰工作，以免次生心理危机事件的发生。

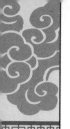

第三招：落实基本途径

学校心理危机预防与干预机制的基本途径是组织开展"珍爱生命"教育活动。

人生的四大哲学命题是"我是谁""我从哪里来""我到哪里去""我来干什么"。如果一个人对其中某个或某几个命题没有清醒的认识，生命就可能出现较为严重的心理危机，甚至会发生严重的心理危机事件，导致严重的后果。

学校不能忽视生命教育，要把"珍爱生命"教育作为学校教育的重大主题贯穿于学校教育教学中。积极创造良好的学校心理氛围，用丰富多彩、形式多样的活动开展生命教育，并把心理危机教育与宣传作为生命教育的一大部分纳入其中，加强学生对危机的了解与认知，提高学生承受挫折的能力，为应对危机做好准备；通过心理辅导等支持性干预，协助处于危机中的学生把握现状，重新认识危机事件，尽快恢复心理平衡，顺利度过危机，并掌握有效的危机应对策略；通过提供适时的介入帮助，防止问题学生自伤、自杀或攻击性行为等过激行为的发生。

第四招：做好应急措施

面对心理危机事件要临危不乱，尊重事实，做好疏导和引导工作，切忌封人口舌。

如果心理危机事件已经发生，学校领导除了做好行政、治安工作以外，还要做好师生心理危机的干预工作，引导师生直面危机事件、接受危机事件，清醒地认识危机事件，不否认、不抱怨，不自责、不内疚，允许哭泣，允许悲伤，允许哀悼行为，给师生适当的宣泄时间和空间。任何强制性地否认歪曲、闭口不谈危机事件将会让人压抑、抑郁、悲哀、痛苦、失去生活的勇气和信心，导致严重心理危机事件的发生。

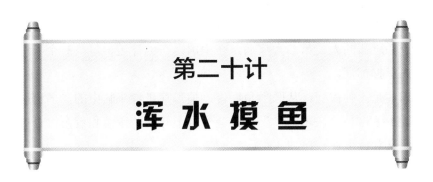

第二十计
浑水摸鱼

　　此语起初可能是渔民从捕鱼实践中摸索、总结出来的一句经验性俗语，后来逐渐被移植到社会生活的其他领域，以至于被兵家和军事指挥员用来作为表述某种军事谋略的军事术语。

　　浑水摸鱼原意是，把水弄浑浊了，鱼就会晕头乱蹿，此时趁机摸捉，往往容易得手；比喻借机行事，乱中取利。在心理危机干预中，浑水摸鱼引申为心理辅导教师利用危机，顺势而为，化险为夷。

抑郁缠身，如何援手

抑郁症被称为"心灵的感冒"，它离我们每个人比你想象中更近。全球共有 4 亿抑郁症患者，每年大约有 100 万人因为抑郁症而自杀。抑郁症将成为仅次于心脏病的人类第二大疾病。在中国，在你身边，每 13 个人中，就有 1 个人患抑郁症。

抑郁症是一种疾病，从医学角度讲，抑郁症患者头脑中的"多巴胺"分泌不足，少了这种"快乐因子"，人会变得不开心、疲惫和健忘，开始思考活着的意义和价值。

尽管因为抑郁症逝去的生命已经很多，然而遗憾的是，即便在今天，抑郁症仍然没有像其他身体疾病一样被人们重视。

有时候，当你好不容易鼓足勇气说出来，得到的不是理解，而是旁人异样的眼光，觉得你太矫情、玻璃心、精神不正常……也有的时候，你会收到身边的人惯例式的安慰："别想太多""看开点""你只是心情不好"……

而更多的时候，就连你自己也不理解这件事，恐慌自责、不敢求助："我太脆弱了，为什么我总是不开心，为什么就不能像别人那样乐观积极起来……"

一天，高中生王小良（化名）慢腾腾地移动身体挪进我的工作室，他眼睛无神，有点气喘，一副虚弱得坐不住的样子。

"身体不舒服？"我关切地问。

"我一天到晚想睡觉，但是入睡很困难，无论睡多久好像都睡不够。"他极力微笑。

"嗯，情绪变化大吗？"我又问。

"没来由地想哭，特别容易愤怒，一丁点的事都会忍不住。尤其忍受不了别人的批评指责，经常想打人。"他一脸的无助。

"你有什么兴趣爱好吗？"我微笑着。

"有，我喜欢唱歌、跳舞，曾经是'校园十大歌手'。我也喜欢跑步、打球，是校篮球队的中锋，有许多粉丝。"他的脸上掠过一丝得意。

"好了不起！"我竖起大拇指。

"可惜风光不再了，永远不会有了，唉……"他长叹一声，"现在我不想与任何人接触，觉得活着一点意思都没有。人反正是要死的，我与其痛苦地活着，不如一了百了。告诉你，我策划自杀的事已经有好长时间了，呵呵，死了就没有痛苦了。"

抑郁是条黑狗，它会在你不经意间乘虚而入。从刚开始你以为只是"我不快乐"，到渐渐被吞噬掉全部活力。

当时的王小良已经陷入情绪的泥潭里，困惑、痛苦、无奈、无助甚至几近精神崩溃，但是他还没有完全死心，还在寻找挽救他生命的最后一根稻草。他处于生死斗争的矛盾以及冲突的混乱阶段，是"浑水"状态，也恰好是我们"摸"到他的"鱼"——抑郁症的大好时机。

如何"浑水摸鱼"帮助王小良脱离抑郁症的泥潭？

第一招：看清自己，改善环境

我引导小良在长沙发上躺下来，闭上双眼，深呼吸，放松身体，放空心灵，然后带着他进入冥想状态。慢慢地，小良看见了一条身体苍白、濒临死亡的小鱼，小鱼的四周是黑乎乎的泥土和臭烘烘的空气，小良呼吸急促，声音颤抖，"怕，我好怕！救救我，救救我！"

我用右手紧紧地握住小良的右手，坚定地说："我和你在一起，你是安全的！"反复说了3次，小良紧张的情绪放松了下来。然后，我引导小良感受天上太阳的能量，让温暖的阳光带来鲜花的芬芳，驱散臭烘烘的空气；然后引导小鸟叼来有强大生命力的绿草，把它种在黑乎乎的泥土上，黑土马上变成绿油油的草地，充满了生命的活力。

第二招：放鱼入水，小鱼变大

为了救活那条小鱼，我引导小良寻找水源。不一会儿，小良就在不远处找到了一个大大的湖泊，湖水清澈见底，甘甜可口。我让小良马上抱着小鱼，一路快跑，把鱼儿放入湖水中。小鱼一入水中就活了过来，在水中欢快

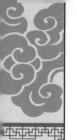

地嬉戏，并且身体越来越大，不一会儿就长成数十斤重的大鱼！小良肆无忌惮地大笑起来，笑出了许多眼泪。于是，我引导小良把这欢乐的情景放在心里并带着这美好的画面回到现实中来。

第三招：讨论意象，理解生命

我问小良："小鱼是谁？"

小良说："小鱼是我，是我当下抑郁状态的象征。"

"水是什么？"我又问。

"水是生命的源泉，没有水就没有生命。"小良马上回答。

"对于你来说，水是什么？"我追问。

"水是理解，是尊重，是爱。"小良思考了一下，一字一句地吐出。

"嗯，你在生活中缺乏这些吗？"我再次追问。

"没有人理解我，很多人看不起我，父母也不喜欢我、老教训我。我活在一个几乎感受不到爱的世界里，唉……"小良大哭起来。

等小良情绪稳定后，我又问他："在刚才的冥想世界中，你是如何让周围的环境变好的？"

"看见阳光，花儿会开放，空气会变香！广交朋友，遇到事情会获得许多帮助，就像小鸟会从远处叼来绿草，让黑土变成绿油油的草地，让生命充满活力。"小良笑了起来。

"小鱼是如何变成大鱼的？"我又启发道。

"不要让自己待在干涸的地方等死，要主动跑到清澈的湖泊中自我救助！只有自己对自己好，才有可能从这个世界上获得想要的一切！"小良大声说。

……

看世界的眼光变了，人就会发生变化！人的心态变好了，周围的一切都是美好的！

第四招：尊重支持，放逐抑郁

多少抑郁在刚刚发生的时候，只是渴望被理解、被看见，却因为外界压力自己不敢正视，在努力伪装成一副"我很好"的样子中，最终酿成惨剧。

其实，我们每个人都会有难过的时候，或多或少都会有抑郁情绪。但抑郁症并不是"早上出门丢了 100 块钱"这样短暂的难过，它是一种持续低落的状态，甚至对你曾经很想做的事情，都失去了兴趣。

如果我们一直轻视抑郁情绪的存在，负面情绪没有得到正确的疏解和引导，就会大大增加其演变为抑郁症的概率，由轻度抑郁发展为中度甚至重度抑郁，在一个沼泽里越陷越深，甚至导致让人心痛的结局。

抑郁症患者的孤独与绝望，经常来自外界的误解或轻视。外界不明白患者是真的生病了，而且这种病还很复杂，反而对患者诸多冷嘲热讽，使得抑郁症患者本就黑暗的生活雪上加霜。与抑郁症对抗，患者需要的不是周围人的大道理，而是支持与鼓励，再简单一点，就是理解与关心。

《走出抑郁》一书中写道，许多人问我如何对待身患抑郁症的朋友或家人，我的回答其实很简单：减轻他们的孤立感。帮忙泡杯茶，促膝长谈，或是相邻而坐，保持沉默，或是其他适合当时状况的方法。但你一定要做些什么，而且要发自内心地乐意去做。

第二十一计
金蝉脱壳

此计语出《元曲选·朱砂担》第一折。在元朝以前金蝉脱壳一语就用来喻指某种军事计谋。如元朝惠施《幽闺记．文武同盟》："曾记得兵书上有个金蝉脱壳之计。"后来在各类文章、作品中使用此语的就更多了。再如元朝马致远《三度任风子》："天也，我几时能够金蝉脱壳，可不道家有老敬老，有小敬小。"

金蝉脱壳原意指金蝉变为成虫时，要脱去幼虫的壳；比喻留下表面现象，实际上却脱身逃走。在心理危机干预中，金蝉脱壳引申为心理辅导教师巧妙用计，帮助来访者脱离困境，化险为夷，脱胎换骨。

蓝鲸游戏，死亡危机

蓝鲸，是一款俄罗斯死亡游戏，曾因煽动多名青少年自杀而引起关注。这款游戏的发源地是俄罗斯最大的社交网站 VK，当一位想参与游戏的年轻人在社交网站上发布特定的标签或者参与特定的群组后，会有活动的组织者与其联系，要求参与者完成列表上的所有项目，这些项目简单的有一天不和任何人说话，稍微进阶一些的有自残，最后就是挑选合适的时候自杀。

现在作为这个游戏开始的地方，俄罗斯最大的社交网站 VK 已经屏蔽了某些话题和小组，但即使是这样，现在也已经有 130 名俄罗斯青少年自杀了，而且这个游戏还在向世界扩张。

更加令人揪心的是，一些自杀事件还被拍成视频，发布到 VK 上。死者遗体的照片、沾满血迹和脑浆的衣物，甚至死前的聊天记录都在 VK 的一些特殊群里有着极高的地下交易需求。自由欧洲电台的记者还发现，如果想成为"蓝鲸"游戏的管理者，只需缴纳 60 欧元即可。这也说明，一例例青少年自杀事件的背后，是不法分子对金钱的贪婪。

"蓝鲸"游戏可以顺利杀掉这么多人的原因之一是，他们采取了渐进式的目标，直接和这些青少年说"你去死吧"，他们当然不会听从，但在一系列活动之后，活下去的欲望就会被消磨得几乎没有了。

从 30 到 49，你每天都要在 4:20 起床，看恐怖视频，听他们发的音乐，每天都要在手上划伤口，并且和鲸鱼讲话，50 是最后的死亡。他们使用的这个方法其实并没有很高明，这是一种类似"得寸进尺"的技巧，让这些青少年一步步接受之后，再接受更过分的要求。

小果（化名）是某小学六年级学生，偶然地加入一个蓝鲸游戏 QQ 群。进群之后，群主就对她说："如果你想开始游戏，请先将校名、班级、老师名字、家庭住址、家庭成员全部上交。"因为好奇，小果透露了自己所有的私人信息和有关学校的信息。自此以后，小果一步步被诱惑、控制，不得不按照群主的指令完成各种各样的任务。有一天，小果按照群主的指令用书包

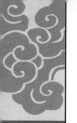

背上一袋石头，爬上教学楼楼顶准备跳楼。幸运的是，敏感的班主任发现了小果的行为怪异，马上跟踪小果到楼顶，在千钧一发之际抱住了小果，把她从死亡的边缘解救下来！

蓝鲸游戏给小果带来严重的心灵创伤，其疗愈的确是一个脱胎换骨的过程，需要"金蝉脱壳"之术。

第一招：刨根问底，寻找祸根

与小果建立了良好的咨访关系，取得小果的信任之后，我刨根问底，寻找小果要走绝路的原因。

"听说你经常在一个QQ群里活动？"我似乎不经意地问。

"是的，群里有20多个好友。"小果轻声回答。

"你是学生，一般什么时候参与群里活动？"我问。

"一般是在夜里，半夜三更。"小果低着头。

"嗯，你是什么时候入群的？"我不动声色。

"半年前的一个晚上，我很无聊，就打开电脑玩游戏。不一会儿，我的QQ就发来一条信息，有人申请加为好友。于是，我就通过了他的好友申请，是'幽冥鬼'。我觉得这网名挺好笑的，就和他聊起来。我发现他见多识广，说话幽默，挺有意思的。聊了几天后，他对我说，他有一个特别有趣的群，这个群与其他的群不一样，特别刺激，也特别适合像我这类孤独的女生。他很喜欢我，特意给我一个进群的名额，错过了，就没有第二次机会了！我怕失去他，马上要求他把我拉进群。"小果回忆的时候时不时露出快乐感。

"嗯，你们在群里聊些什么？"我表现出十分好奇的样子。

"我们聊很多。有个人的生活、心中的秘密，家庭隐私、父母的情况，学校的生活、老师和同学的糗事，都是平时不会对身边人说的事情。我们都在发泄各种各样不满，都在抱怨各种各样的不公平，说各种各样仇恨的话题。"小果眼神空茫。

"嗯，你们在群里会做些什么事情？"我继续表现出好奇的样子。

"我们会看许多恐怖的视频，都是与鬼魂、死神有关，是血淋淋的，非常恐怖。可是，很奇怪，我一方面很怕看这类视频，另一方面又像着了魔似的要看。还有，我们会自拍一些视频传到群里，用针刺手指流血、用钉子扎膝盖流血、脱衣服自拍、用木棒打死小狗、用火烧猫等。"小果的脸上没有什么表情。

"嗯，你能完成幽冥鬼布置的任务吗？"我依然表现出好奇的样子。

"能。我已经完成了 49 项任务了，要不是那天被班主任抱住，我跳下楼就完成了第 50 项任务，死了！"小果脸部表情有点古怪。

"对于那天要跳楼的事情，现在你是怎么想的？"我看着她的眼睛，追问道。

"我上当受骗了，很后悔！如果那天跳楼成功了，我想象不到我父母亲如何活下去！唉，我太傻了，恨死幽冥鬼！"小果眼泪汪汪，一副后悔莫及的样子。

蓝鲸游戏利用"登门槛效应"，得寸进尺，让人不自觉地言听计从，一步步走向死亡，多么可怕！

第二招：解除恐惧，心清根正

蓝鲸游戏是死亡威胁游戏。参与者一进入游戏，就会被群主洗脑，并且被加以各种死亡威胁，比如，"生活糟透了，不会变好了。你是一个很无趣的人，你的父母也不需要你，也永远不会理解你。你的生命，除了在年轻时候自杀，不会有任何美好的事情发生。你是被选中的人，死亡就告诉你一切的答案"。

小果被班主任解救后，每天都在忐忑不安，如坐针毡。幽冥鬼的威胁让她头痛欲裂，"你如果不完成任务，我会带人找到你家，杀你全家。开始游戏的时候，你告诉过我你的所有信息，我肯定能找到你及家人"。她最担心的事情是不幸会降临她的亲人头上。

为了解除小果的恐惧情绪，我对小果进行了催眠，并且开展潜意识对话。想象中，小果看到了一个"魔鬼"（幽冥鬼的化身），我让她淡定以待，用平静的眼神、微笑地看着"魔鬼"，直到"魔鬼"无影无踪。事后，小果感慨，原来恐惧是一种心魔，是自己害怕和担心的结果！心清根正，不

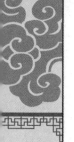

怕半夜鬼敲门！

第三招：果断报警，刨除祸根

了解了小果的情况之后，我要求小果的父母立即报警，举报幽冥鬼和蓝鲸游戏 QQ 群。警方果断采取措施，一举抓获犯罪嫌疑人，从根本上解决了安全隐患，还小果一个基本的安全感。

第四招：亲情建设，重享温暖

小果的父亲是一个商人，一年到头在外奔波，难得有时间在家，更不用说陪伴孩子了，在小果的成长过程中，父亲就是"影子"一样的存在，父女关系比较陌生和疏远。

母亲是小果的主要照顾者，由于母亲性格比较暴躁，对小果要求很严格，小果一有过错或者事情没有达到母亲的要求，母亲往往会大发雷霆，又打又骂。小果对于母亲是又爱又怕，母女之间有一定的隔阂。

小果有一个小她 8 岁的弟弟。弟弟比较任性，又受父母娇惯，经常"抢夺"她所喜欢的东西，小果不大喜欢弟弟。

面对小果的家庭问题，作为心理辅导教师，我为她一家人做了关系辅导，让小果父母认识到家庭关系对于子女成长的重要性，要处理好工作和生活的关系，调整好自己的情绪，有效陪伴孩子，让孩子享受家庭的温暖。

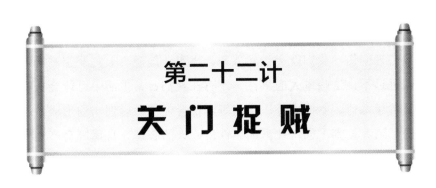

第二十二计
关门捉贼

　　此语是流传已久的民间俗语，其意不言自明。它与另一民间俗语"关门打狗"意思相近。后来人们把日常生活中的这种小智谋移用于战争，就有了不同凡响的意义。在军事实践中，它与军事家和军事指挥员常讲或常用的围歼战、口袋战等大体上是一回事。古今中外战史上使用此计的，比比皆是。

　　关门捉贼原意是关起门来捉进入屋内的盗贼；战争中，比喻对弱小的敌军采取四面包围、聚而歼之的谋略。在心理危机干预中，关门捉贼引申为心理辅导教师审时度势，因势利导，引导来访者意识到自己的问题，继而集中力量解决该问题。

心理危机干预36计

路遇侵扰，心理受创

在精神病学上心理创伤被定义为"超出常人经验的事件"。心理创伤通常会让人感到无能为力或无助。心理创伤的发生都是突然的、无法抵抗的。

提到心理创伤，我们就会想到战争、洪水、地震、火灾及空难等，其实心理创伤远远不止这些重大的事件，还有在我们日常生活中可能会长期经历的忽视、情绪虐待、躯体虐待、疾病等，都会促使心理创伤的形成。

经历了或者见到了创伤性重大事件后，人的心理、身体等会产生一系列的变化。心理上的变化：轻的在短时间内出现紧张、不安、失眠、噩梦、心神不定等急性应激反应的症状，可能自行缓解，也可能延续；刺激反应过度的，可能在较长的时间都恢复不到常态；严重的会出现睡眠障碍、抑郁障碍、焦虑障碍及物质滥用等，甚至还有自杀行为。有创伤后应激障碍的患者，增加了心绞痛、心力衰竭、支气管炎、哮喘、肝脏及外周动脉疾病、慢性疼痛等身体疾病的患病概率。

创伤后应激障碍通常在事故发生后六个月之内就会发病，跟身体上的病是一回事，越拖影响就越大，越晚治疗难度就越大。所以我们要时常关注自己和周围人的情绪，尤其是在经历了一些重大的生活事件以后，假如出现上述身心症状，应该及时寻求救治。

英子（化名）是某高中的学生。某天晚自习结束后，英子独自回家。在离家大约两公里的一条巷子里，英子被两个小混混堵住，他们对英子说了许多难听的话，还动手动脚。英子大声呼救，竭力反抗，最后一个路过的大叔见义勇为救下了英子并把她送回了家。当晚，英子发起高烧，做了许多噩梦，胡话不断。此事发生之后，英子一周没有去上学，怕见老师和同学，看见陌生人直打哆嗦。

显而易见，这个突发事件已经给英子造成了心理创伤。如何对英子进行心理援助，是我必须直接面对的问题。根据对英子的具体情况的分析，我采用了"关门捉贼"的策略。

在心理辅导中，贼是指"心贼"，包括错误的观念、心理创伤等。对于英子来说，她的"心贼"有哪些？如果能引发她意识到自己的错误观念及心理创伤，就可以引导她集中自己的力量，有针对性地解决这些问题。但要捉住这些"贼"要有勇有谋，不能让"贼""垂死挣扎""困兽犹斗"。

第一招：积极引导，跳出 3 个陷阱

积极心理学的奠基人马丁·塞里格曼（Martin Seligman）对人们如何面对苦难进行了几十年的研究。他的研究发现，人们振作起来、走出创伤的关键是跳出 3 个陷阱：一是自我化陷阱，认为不幸都是自己的过错；二是普遍化陷阱，认为不幸会影响自己生活的方方面面；三是永久化陷阱，认为不幸与负面情绪会持续一辈子。

事件发生后，英子内心有 3 个"贼"：其一，惶惶不可终日，担心不幸再度发生；其二，自怨自艾、内疚不已，骂自己做事粗心大意，竟然要夜里回家取复习用书；其三，一切都是自己的错，是自作自受。

"都是我自己不好，做事情丢三落四的，我该死！"英子一边哭一边责骂自己。

"嗯，你的意思是说，你做事情丢三落四就必须受到惩罚，是吗？"我轻声问。

"是的，必须受到惩罚！"英子可怜巴巴地说。

"你的意思是说，那两个小混混骚扰你是天经地义的？"我平静地看着她的眼睛。

"啊？不，不，不！我不能被侵犯！"英子一脸的恐慌。

"这次事件的过错方是你吗？那个大叔不应该救你？"我一字一句地问。

"不，不，不！那两个小混混应该受到惩罚！我是受害者！"英子清清楚楚地说。

"你该死吗？"我紧追不放。

"不！是那两个小混混该死！"英子破涕为笑。

事件发生后，英子想从痛苦中尽快走出来，但是她发现自己无能为力，

越想摆脱痛苦，痛苦反而加深。她经常感到胸闷气闭、呼吸困难、寝食不安。

"我完蛋了，就像一尾即将死在沙滩上的鱼，就要断气了。"英子有气无力地说。

"嗯，你很难受，是吗？"我温和地问。

"我胸闷气闭，呼吸困难。"英子可怜兮兮。

"你很想马上摆脱痛苦，是吗？"我不紧不慢问道。

"当然！我想与这个事件一刀两断！"英子急切地说。

"你得过重感冒吗？"我微笑着。

"得过。这与重感冒有什么关系？"英子一脸茫然。

"重感冒会发高烧、流鼻涕、咳嗽、肺部发炎等，就是吃药、打针也需要一段时间才能疗愈。你一般需要多长时间才能好起来？"我说。

"一般需要一周，有时需要 10 天左右。"英子眨眨眼睛。

"面对危机事件所带来的打击，每个人都会感到无助、悲伤，要允许自己在悲伤、焦虑、痛苦的情绪中沉浸一段时间，不要着急，不要想着立马从负面情绪的泥潭中爬出来。"我一副淡定的表情。

"哦，你的意思是说，我要学会承认并且接受危机事件带给我的打击，不做无谓的对抗，是吗？"英子若有所思。

"是的，有一段时间受负面情绪影响是正常的，不着急。同时要坚信，负面情绪是不会无限期继续下去的，肯定会自然离开！"我认真地说。

事件发生后，英子一方面感到莫名的恐慌，好像是世界的末日；另一方面，好胜心很强的她，又不甘心就此沉沦，简直是不知所措。

"我就像一个被关在黑房子里的小孩，面对周围的漆黑一团感到恐惧不安，有一种窒息感。"英子脸色苍白。

"你怕自己被恐惧吞没？"我平静地问。

"是的，我感到很无助，一点力气都没有。"英子的声音微弱到几乎听不见。

"你试一下，你的手脚还能动吗？"我加大音量。

"当然能动，嘻。"英子低声笑了一下。

"再感受一下自己的呼吸，还会呼吸吗？"我的音量再次加大。

"呼吸顺畅，哈。"英子的笑声响了一些。

"你再听听自己的心跳，听得到吗？"我又加大音量。

"怦怦直跳，哈哈。"英子发出很大的笑声。

"你感受到自己还活得好好的，是吗？"我大声问。

"是的，老师，风雨过后定是彩虹，不幸是人生的一种经历，其积极作用是助人成长！哈哈哈！"英子大笑起来。

当一个人身处一个团体中，与他人好好交往、相处、学习、工作的时候，会更容易找到自信和生活的乐趣。我让英子记录下每天自己做出的努力，那些付出的东西都会提醒着她，她正在进步，她正在往前走，她的未来会越来越好。

第二招：了解创伤，着力康复

马蒂·霍洛维茨教授（Mardi Horowitz）是创伤研究领域的世界顶尖级专家，他把抚平人类心理创伤的过程划分为下列五个阶段：第一阶段，痛哭（outcry）；第二阶段，麻木和抗拒（numbness and denial）；第三阶段，入侵式回忆（intrusive re-experiencing）；第四阶段，理解创伤（working through）；第五阶段，抚平创伤（completion）。然而这五个阶段不是固定不变的，并非所有人都会照此顺序走完自己的心路历程。有人可能会跳过其中几步，或者以其他途径代之。霍洛维茨教授的理论最为人称道之处在于，他为我们了解创伤康复背后的心理过程提供了一种全新的分析方法。

我和英子就过去一周的心理情况进行讨论分析，就创伤状况及自我康复状况进行评估。

"那天晚上我被吓蒙了，一回到家也不敢告诉父母，跑进卧室把门一关，就用被子把身体紧紧裹起来，从头裹到脚，即使这样，也是浑身发抖，抖了大半夜。在被窝里蒙头大哭，也不知道哭了多久，后来就迷迷糊糊地做噩梦，梦见自己被两个魔鬼抓住，要被吃掉……被吓醒又大哭，哭迷糊了又做噩梦……早上，我发高烧了，全身无力，病倒了。"英子眼神无光。

"生病后，一天到晚昏沉沉的，爸爸妈妈和我说话，我都好像听不见；身体僵硬，好像没有知觉，妈妈用手掐我，也不感到疼痛；妈妈喂我吃的，我不仅感觉不到味道，还直呕吐，把妈妈吓个半死……唉，我都不知道那几天是怎么过来的。"英子一脸沮丧。

"后来，脑子似乎清醒过来，那天晚上发生的事情就像放电影一样不断回放，越来越清晰，特别是大叔痛打小混混的画面！小混混被打得屁滚尿流、嗷嗷叫，好激动的场面，哈哈！"英子一脸阳光。

英子经过一周情绪的大起大落，痛哭、麻木与一而再、再而三的回忆后，已经对危机事件有了比较清晰的认识，对危机事件所带来的心理伤害也有了较客观的评价，她已经可以直接面对伤害了。

第三招：拓宽思路，建立成长型思维

固化思维俗称死心眼、老脑壳、顽固不化、一条道走到黑，在认识事物的过程中，往往不分青红皂白，以一事而类推其他事情。固化思维不利于人从心理伤害中走出来。

在成长型思维里，低谷、失败、挫折、逆境都可以让人觉醒、彻悟、振奋，让人感觉被鼓励向上。这是反省自己、查缺补漏、重整旗鼓，再勇往直前的好时机。建立成长型思维就会自觉地把"贼"关起来，从而捉住"贼"。

"现在你是如何看此次事件的？"我笑问。

"好像也没有那么可怕了，也许对我的成长有好处。"英子也笑了笑。

"可以具体说说吗？"我鼓励道。

"人的一生不可能是一帆风顺的。有句话说，人之不如意事十有八九，所谓万事如意只不过是人面对挫折时的一种美好愿望而已。吃一堑长一智，经历挫折，人会成熟起来，会变得更加坚强，更加强大！感谢这次危机事件，感谢所有帮助我成长的人！"英子容光焕发，精神抖擞。

"我看到过一个故事，发生在 20 世纪 50 年代美国的一个农场。农场主为了方便拴牛，在庄园的一棵榆树上箍了一个铁圈。随着榆树的长大，铁圈慢慢嵌进了树身，榆树的表皮留下一道深深的伤痕。有一年，当地发生了一种奇怪的植物真菌疫病，方圆几十公里的榆树全部死亡，唯独箍了铁圈的榆树存活了下来。为什么这棵榆树能幸存呢？植物学家对此进行研究。结果发现，正是那个嵌入榆树的铁圈拯救了它。因为榆树从锈蚀的铁圈里吸收了大量铁，对致命的病菌产生了很强的免疫力。这棵树至今仍生长在美国密歇根州比犹拉县附近的那个农场里，充满了生机和活力。创伤能让植物充满生机和活力，我也能够在创伤中成长起来！"英子侃侃而谈，神采飞扬。

危机事件能带给人成长的机遇，心理伤害可以成为实现人生价值的动力。危机事件的结束时刻，就是人生的一个新起点。

第二十三计
远交近攻

　　此语出自《战国策·秦策》。范雎曰："王不如远交而近攻。得寸，则王之寸；得尺，则王之尺也。今舍此而远攻，不亦谬乎？"这是秦国用以并吞六国，统一全国的外交策略。

　　远交近攻原指在战备扩张时，由于受到地理条件的限制，和距离远的国家结盟，而攻打邻近的国家，分化瓦解敌方阵营，各个击破，逐步取胜的谋略。在心理危机干预中，远交近攻引申为和过去的痛苦经历和解，聚焦解决当前的问题，最终使得旧伤与新伤一并疗愈。

中考失利，如影相随

焦虑是对亲人或自己生命安全、前途命运等的过度担心而产生的一种烦躁情绪，其中含有着急、挂念、忧愁、紧张、恐慌、不安等成分。它与危急情况和难以预测、难以应付的事件有关。时过境迁，焦虑就可能解除。这是现实性焦虑。

现实性焦虑所表现的是对现实的潜在挑战或威胁的一种情绪反应，而且这种情绪反应是与现实威胁的事实焦虑相适应的，是一个人在面临其不能控制的事件或情景时的一般反应。特点是焦虑的强度与现实的威胁的程度相一致，并随现实威胁的消失而消失，因而具有适应性意义。它有利于个体动员身体的潜能和资源来应对现实的威胁，逐渐获得应对挑战所需要的控制感及有效解决问题的措施，直到这种现实的威胁得到控制或消除。因此，现实性焦虑是人类适应和解决问题的基本情绪反应，是人类在进化过程中形成的一种适应和应对环境的一种情绪与行为反应方式。

焦虑是最常见的一种情绪状态，比如快考试了，如果你觉得自己没复习好，就会紧张担心，这就是焦虑。这时，一般人通常会抓紧时间复习应考，积极去做能减轻焦虑的事情。这种焦虑是一种保护性反应，也称为生理性焦虑。当焦虑的严重程度和客观事件或处境明显不符，或者持续时间过长时，就变成了病理性焦虑，称为焦虑症状，符合相关诊断标准的话，就会诊断为焦虑症。

杨小奔（化名）是某重点中学高三学生，成绩优秀，但看上去忧心忡忡，愁眉不展。他说，随着高考的临近，他的焦虑与日俱增，吃饭没胃口，失眠很严重，眼前经常晃动着中考的分数——上重点高中的最低分数线！按照当时的学习成绩，他本应该超过分数线 20 多分，但结果令人大失所望。他非常担心的可怕一幕发生了。现在，高考成为他的噩梦。高中三年以来，他一直卧薪尝胆，奋发图强，目标是北京的一所名牌大学。他真担心自己目前的高焦虑会让他再次马失前蹄，对不起辛辛苦苦培养他的父母。

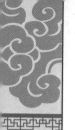

如何帮助杨小奔解决当前焦虑的困扰？根据对其具体情况的分析，我采用了"远交近攻"的策略。

杨小奔初中考试的失利类似于远处的敌人，是他成长过程中独立意识的需求与对父母不安全依恋之间矛盾冲突所导致的"苦果"；当前面临的高考则是近处的敌人，一方面他要完全独立、脱离父母，另一方面他又害怕与父母分离，乃至惊慌失措。要帮助杨小奔"脱离苦海"，既要帮助他与中考的失利和解，又要帮助他清醒地认识到当下高度焦虑的本质，不逃避、不退缩，勇往直前。

第一招：追根溯源，与以往和解

"请具体说一说中考，好吗？"我递给他一杯水。

"往事不堪回首，唉。我的学习成绩一直很好，都是年级前三名，是父母的骄傲，学校的光荣，同学学习的榜样。本以为，我在中考中会高中榜首，竟然只是勉勉强强上了重高。当时真的是无颜见江东父老，唉……"杨小奔泪流满面。

"当时有什么令你不开心的事情发生吗？"我递给他一张面巾纸。

"嗯，家和万事兴，此话有理。上初三时，我爸爸投资失败，血本无归。爸爸天天以酒消愁，不是酩酊大醉，就是大撒酒疯，打骂妈妈和我。妈妈当时也非常苦闷，觉得这个家已经没有希望了，闹着要和爸爸离婚。我非常害怕，担心失去这个家，失去爸爸或者妈妈，一天到晚魂不守舍……中考时，我的头晕乎乎的，好像一直不那么清醒，发懵、空白、心绪混乱，我真不清楚自己是如何考完试的。"杨小奔号啕大哭。

"嗯，这是一段很不愉快的经历。你想永远背着这份痛苦朝前走吗？"我没有急着安慰他。

"都说幸福就是陈年老酒，越陈就越香！痛苦就是毒药，放得越久，其毒倍增！其实，我好想放下，就是不知道如何放下，唉……"杨小奔又是一声长长的叹息。

"你知道'和解'这个词吗？"我转换话题。

"和解，什么意思？"杨小奔有点困惑。

"过去的事情都是你人生的经历，无论好坏，都可能会成为你人生的财富，把经历变成阅历。和解就是接纳、品味、咀嚼这段经历，把个中的滋味细嚼慢咽，让它成为你人生阅历的一部分，成为你继续往前走的动力和能量！"我一字一句地说。

"哦，与过去的一切和解，痛苦就不再是痛苦，还可能成为获得幸福的能量！"杨小奔脸上有了笑容。

没有痛苦就体会不到幸福，痛苦与幸福本来就是孪生兄弟。换个角度看问题，你就能够看到不一样的风景。

第二招：面对现实，正本清源

"你从小是跟妈妈长大的吗？"我问。

"不是，1岁多时我就和外婆住，爸爸妈妈当时很忙，没有时间照顾我。我经常好长时间看不到妈妈，常常会哭，等到妈妈来了会不让她走，会哭得死去活来。我一直没有安全感，总担心被妈妈抛弃，怕父母不要我。现在我还会做被父母抛弃在沙漠里的梦，哭得一塌糊涂。"杨小奔又哭得稀里哗啦。

"你现在很焦虑，是不是与妈妈有关？"我已心中有数。

"嗯，应该有关。其实我内心非常纠结。一方面，我非常想去京城读大学，实现我的人生价值；另一方面，我又很怕离开妈妈，离开了妈妈会不踏实，就像天上的云朵，没有家，不知道自己是谁，要到哪里去，去做什么。我的确没有安全感。"杨小奔脸上"阴云密布"。

"你断奶没有？"我突然问。

"啊？老师，您什么意思？我一岁之后就没有奶吃了。"杨小奔一脸疑惑。

"你心理上一直没有断奶！你还是一个依偎在妈妈怀里一直在找奶吃的宝宝！"我毫不留情。

"啊？您是说，我的心理年龄还停留在宝宝阶段？"杨小奔干瞪眼。

"幼儿期是一个人安全依恋建立的关键期，这安全依恋的建立至少需要两到三年的时间。建立安全依恋的核心是稳定，也就是来自主要的照料者，

比如说妈妈，始终稳定地在孩子的身边，让孩子觉得，妈妈是一直在那儿的，并且当孩子需要的时候，孩子要喝奶的时候，乳房就来了；孩子哭的时候，拥抱就来了；孩子再怎么闹腾，妈妈也不会抛弃他们，在跟妈妈的互动过程中，孩子是能够看到妈妈的眼睛里闪烁着爱的光芒的；孩子情绪失控的时候，妈妈用温暖的怀抱，像个容器一样把孩子的痛苦收容起来，让孩子可以保持稳定等。这一系列的过程，都是帮助孩子建立起基本安全感、依恋、基本信任的过程。在这个过程中，孩子会慢慢内化妈妈对他的爱，即使是妈妈不在的时候也会觉得，妈妈不会不要自己的，妈妈是爱自己的。你一岁后，就被迫与妈妈长期分离，稳定的依恋关系没有建立起来，那种被抛弃、不被爱的感觉就深入了你的内心，你也就没有内化的爱与可以支撑的、稳定的、依靠的力量，这也阻碍了你作为独立个体向外闯荡和发展。面对着即将迫使你分离、走向独立的高考，你忐忑不安、惊慌失措，企图逃避、退缩，你就用高度焦虑作为借口，想蒙混过关！"我残忍地揭开他的创伤，一针见血。

"啊？原来如此。"杨小奔脸色苍白。

"是的，中考成绩不好，表面上是父母闹离婚的结果，你是为父母做出牺牲，实则是你用幼儿耍无赖的方式惩罚父母！高考马上要到了，你想故技重施！"我斩钉截铁地说。

"看起来，我真的没有长大，不成熟，唉……"杨小奔就像泄了气的球，脸上反而有了放松的表情。

好的环境才能让人成长成熟，才能够对抗外界的不利因素。但生活往往不尽如人意，有很多时候会经历早年的丧失，包括父母的离异、死亡、被抛弃等。而且，重要的是在早年的丧失过程中，如果父母没有很好地帮助孩子告别过往、走向新生，那么，孩子在以后的关系，尤其是在亲密关系中会出现各种问题，走向成熟也会面临许多的障碍。

第三招：播种孕育，走向新生

我让杨小奔闭上双眼，在深呼吸中放松身体，放飞心灵，进行冥想。在想象中，杨小奔在一片空旷的原野里看见一棵树，树干上有一道深深的伤疤。我给他一颗种子，让他种在这棵树的伤疤里，并且给他一瓶能够孕育万物的"神水"去浇灌这颗种子。杨小奔照此做了。慢慢地，种子变得越来越大，一只雄鹰竟然从树疤里蹦了出来，展开双翅，飞向蓝天……我让杨小奔把这只雄鹰放在心中，带着它回到现实中来。

杨小奔满面笑容，激情奔放，情不自禁地大声说，"我是雄鹰，我是雄鹰！我要在蓝天翱翔，飞向我要去的任何地方！哈哈！"

幼儿时期所建立起来的基本安全感、依恋、基本信任对于一个人的健康成长很重要。幼儿时期的不安全依恋就像一颗留在身体里的"炸弹"，一遇到令人痛苦的事件，这颗"炸弹"就会被引爆，并且会把人炸得"人仰马翻"，让人心惊肉跳、惶恐不安，严重影响人的学习、生活和工作，还将导致一个人在成长过程中缺乏自信、高度焦虑，做事屡屡失利等。

其实，生活中诸多的压力，都是自己给自己找的坎；生命中诸多的痛苦，都是自己和自己过不去。当一个人真正认识自我、理解自己，并且与自己的以往和解，他的情绪就会稳定，焦虑会缓解，学习会进步，生活会开心，事业会顺利。

第二十四计
假道伐虢

　　本计见《左传·僖公》中的两章。春秋时期的大国晋国想要吞并邻近的两个小国：虞国和虢国。晋献公派人送给虞公一批晋国出产的良马和美玉向他借道攻打虢国。虞公不仅借道给晋国，而且还派兵帮助晋国攻占虢国的国都下阳。三年后，晋献公再次向虞公借道攻打虢国，虞公慨然答应。晋军灭掉了虢国，在回师途中顺手灭掉虞国。虞公及其家室都当了俘虏。

　　假道伐虢以向对方借道为名，行消灭对方之实；比喻找个方法或途径，以达到一石二鸟的目的。在心理危机干预中，假道伐虢引申为心理辅导教师以解决某一问题为由，借此解决另一关键问题，从而化解危机。

性爱放纵，如何引导

2010 年前后，我国社交媒体井喷式出现，一夜之间，人与人的交往距离被无限拉近，陌生人之间的社交成本大大降低。网上交友逐渐成为潮流趋势，寻求性伴侣更加便利，为偶遇型性行为的发生创造了前所未有的便利条件。人们将没有感情基础、缺失承诺和亲密度情况下发生的性行为，称为"偶遇型性行为"。

作为性活跃人群，青年人，包括青少年，也成了网约平台的重要使用群体。伴随着网约平台的普及，青少年性早熟已是事实。青少年处于探索时期，网约平台成了他们满足性好奇的工具，在缺乏性安全知识和自我保护意识的情况下，网约成为满足青少年第一次性欲望的主要途径。

为了更深入了解网络对我国青少年性行为的影响，中国红丝带网"青少年全力以赴"新媒体平台，在中国疾病预防控制中心性病艾滋病预防控制中心、中国性病艾滋病防治协会等机构的指导下，针对 15～24 岁的青少年，展开了为期半年的网约性行为现状调查。在所收集的 8771 份来自各个年龄层的样本中，共有 1177 人有过网约性行为，占 13.4%；在有过网约性行为的样本群体中，15～24 岁的青少年有 730 位，占 62.03%；本人或性伴侣意外怀孕的，约占 3%；遇到感染性病、艾滋病问题的，约占 4%。

一天，一位焦虑的母亲带着她 17 岁的儿子来找我，希望我帮帮她"不正常"的儿子——小翔（化名）。

小翔对母亲一脸鄙夷，说自己没什么毛病，有毛病的是父母。

"对父母有意见？"我故意好奇地问。

"他们是只许州官放火，不许百姓点灯！"小翔愤愤地说。

"嗯，只许州官放火？不懂，可以解释一下吗？"我微笑着说。

"他们一天到晚吵个不休，夜里又哼哼唧唧闹个不停，这不是变态吗？"小翔吼叫。

"嗯，什么是不许百姓点灯？"我接着问。

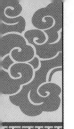

"我不就是和几个女人约炮吗？！他们凭什么管我？我长大了，他们干的事情我也有权干，我不虚伪！"小翔振振有词。

……

面对青少年的性好奇和性需求以及男女情感问题，如何给予正确的关怀与引导？

小翔的问题是对父母夫妻关系的鄙视所引发的性观念错误，也是青少年性好奇引发的性行为放纵。矫正方法是以"性"为导引，从根本上解决他"约炮"的行为，树立性健康观念以及正确的社会道德观念。假道伐虢就是一个好计策。

第一招：谈情说爱，厘清观念

"约炮？我不太明白，可以具体解释一下吗？"我故作好奇，一脸真诚。

"不会吧？你都什么年龄了，连这事都不懂。"小翔有点不屑。

"是有点土，让你笑话了。"我依然一脸真诚。

"不就是用 QQ 或者微信平台找个女人做爱吗？！"小翔满不在乎。

"哦，做爱？你爱哪个女人？"我故作吃惊。

"你，你真落伍了！完全陌生，怎么会有爱呢！"小翔对我嗤之以鼻。

"没有爱，怎么叫做爱？"我装作一头雾水。

"你听清楚，就是性交，与感情没有任何关系！"小翔有点动火了，吼道。

"哦，懂了。可是，没有感情，做这事，你感觉如何？"我又问。

"这就是发泄。有时有舒服感，发泄后也感到无聊。"小翔声音弱了下来。

"无聊？不懂。可以具体说说吗？"我追问。

"就是每次与女人性交后，觉得自己挺无耻的，没有道德，身体发虚。"小翔低下了头。

"除了羞耻感，还有什么？"我继续追问。

"还有罪恶感，觉得自己犯了罪，总担心被警察抓走，坐牢房。"小翔的话语中有了重重的鼻音，强忍着不哭。

"嗯，还有什么？"我不依不饶。

"还有害怕，身体发冷。我担心自己得性病，特别怕患艾滋病。每一次性交，我都没有戴安全套；我也经常做噩梦，看见自己死亡时的悲惨模样。"小翔终于忍不住，放声痛哭起来。

"我要性爱，可是我又害怕。我不知道自己到底为什么要这样，也搞不清楚自己为什么会变成这个样子！活得好无聊，好没有意思！"小翔一边哭一边说。

青春期是青少年性需求特别强烈的时期，但如何获得正常而又安全的性满足，的确需要疏导和引导。性健康既是个体需要，也是社会文明和稳定的要求。

第二招：心理游戏，体验意象

对于小翔，我没有"晓之以理，动之以情"而是笑着以做游戏的名义请他在长沙发上躺下来，闭上双眼。我引导他深呼吸，放松身体，什么都不用想，什么都不能想，只是感受自己的深呼吸，倾听自己的心跳。慢慢地，小翔进入自己的潜意识中。

在我的引领下，小翔来到一间房子里，他看见床上有两只狗在性交，他感到脸红心跳，同时有点厌恶。

小翔来到了一片原野，正感到孤单的时候，他看见了好几只漂亮的狗，都是母狗。于是，他看见一只小公狗朝那几只母狗跑过去，急不可耐地与母狗嬉戏、媾和。

突然，天空阴云密布，雷鸣电闪，母狗四处逃窜，小公狗逃到一个破房子中躲了起来，浑身发抖。

小公狗躲在黑暗的破房子中，又累又怕，感到无助、沮丧，毫无生趣。突然，小公狗感到全身发痒，满身长满了红疙瘩，又变成一身的脓疮，小公狗奄奄一息。

这时，一只穿着白大褂的猴子走进破房子，一把抱起小公狗并把它带到一个窗明几净的漂亮房子中。猴子把它抱进一个大浴缸中，让它泡在香香的

第二十四计　假道伐虢

性爱放纵，如何引导

121

水中，给它清洗全身，一点点地洗去身体上的脓疮，然后擦干身体。小公狗活了过来，在房子里到处跑，撒欢儿。

……

第三招：讨论现实，直面问题

我把小翔从潜意识中唤醒，让他回到现实中来，并且就刚才潜意识中看到的画面展开讨论。

小翔说，他看见床上的两只狗是他父母的化身，他对父母的情感是挺复杂的。一方面他爱父母，毕竟是父母生养了他，让他长大；另一方面他对父母很不满，觉得他们之间没有爱情，一直吵吵闹闹，家里从没安宁的时候。既然这样相互伤害，为什么还要做夫妻之事？干脆离婚算了。

那只小公狗就是自己的化身，小翔说。他已经"约炮"许多次，都是成年女人。除了好奇与身体发泄需要，其实他是在报复父母，希望他们看见自己已经成年了，不要虚伪过日子，不要以为他什么都不懂。小翔说着说着，眼泪夺眶而出。

小翔说，其实每次"约炮"之后，都会空虚和无聊。因为他感到自己的确就是小公狗，女人都是母狗，不是"做爱"，全部是"撕咬"，赤裸裸地性交！其实他真不想变坏，他想做好学生，做好人！小翔号啕大哭起来。

第四招：正视性存在，疏导性需求

现在的青少年有太多接触性话题的途径，有时他们会带着好奇心在互联网的世界中去探索性。他们对性一知半解，有恐惧也有渴求。父母对此往往缺少关注，并且总是不愿承认孩子到了拥有性欲望的年纪，因此孩子需要爸爸妈妈的正确引导。

影视作品中出现的粉红瞬间，上网时弹出的性爱小广告，各路视频平台色情主播的故意挑逗，更不用说网约社交平台让恋爱变得越来越唾手可得。遗憾的是，性安全和性责任的知识并没有因为互联网的便捷得到广泛的传播和普及，信息的不对等、不平衡一定程度上导致了青少年缺乏性风险意识。

性是存在的，青少年的性行为是活跃的，性文化是丰富的，我们其实应该去正视它，疏导它，而不是一味地去堵截它。

社交平台只是工具，我们需要思考的不是如何禁止约束而是如何合理疏导。青少年的性也不应当成为避而不谈的敏感字眼，青少年需要拥有健康、安全的性，在遇到问题和风险时，给予友好的服务和对待。

小翔的问题根源在于家庭，在于父母关系的不和谐。小翔说，他要和父母好好地谈一次，让他们看到他的问题的本质，希望他们改善关系。

他要到医院好好检查一下身体，希望自己没有得性病。他要把精力用到学习和运动上，争取有一个好的未来。

第二十五计
偷 梁 换 柱

　　本计一般认为源于商纣王"托梁换柱"的传说。据说，商纣王的父亲帝乙一次领着纣王及文武百官游览御花园，欣赏牡丹花开，行至飞云阁处，见到阁上塌了一梁，很是不高兴。纣王见状，竟凭其一身力气，"托梁换柱"，把一座飞云阁修理好了。

　　偷梁换柱指用偷换的办法，暗中改换事物的本质和内容，以达蒙混欺骗的目的；比喻玩弄手法，移花接木。在心理危机干预中，偷梁换柱引申为心理辅导教师帮助来访者用积极情绪取代消极情绪。

生活艰辛，何苦反刍

反刍，原本指某些动物进食经过一段时间以后将半消化的食物从胃里返回嘴里再次咀嚼。心理学家用反刍来比喻对于我们经历的某些事情、思维中的某些想法的反复思考。

"反刍"心理是一种对过去经历过的人和事经常在脑海中重现并加以情感回味的心理现象，它常表现在那些在生活中遭受过重大打击且情感脆弱的人身上。其特征为：其一，回味性，总是将过去的事情放在心上，细细咀嚼；其二，回归性，经常沉浸在自己所回忆的人和事之中，让远距离的生活占据了眼前的生活空间；其三，抑郁性，经常将自己置于痛苦的生活情景之中，让自己反复遭受情感的打击，从而导致情绪愈加低沉。

一般来说，"反刍"心理是一种正常的心理现象，每个人都会有这种心理。如果存在过度"反刍"心理，则是一种消极的心理现象，只会增加人的情感负担，让人远离现实，陷入忧郁的困境，严重的则会变成情感抑郁症。

小琴（化名）是一名高中女生。长期以来，她一直处于郁闷之中，爸爸因为送她到学校上学而出车祸，长年瘫痪在床，妈妈因为终年劳累过度而疾病缠身。在这种艰难的条件下，妈妈依然拖着病弱的身体，在田间劳作着，不让小琴辍学。小琴坐在教室里，脑子里总是想象着瘫痪的爸爸和辛劳的妈妈，老师讲了什么，她常常似听非听、似懂非懂。她总想以优异的成绩来报答父母的恩情，可就是静不下心来学习。看到同学家庭的幸福，她总觉得快乐是他们的，她什么也没有。班上有位同学的母亲也患了重病，小琴非常同情她，更加想念自己的父母亲，因此常常流泪。小琴好想静下心来学习，可心里就是抹不去父母亲痛苦的神情！

面对小琴的"反刍"心理，如何有效引导？

在引导小琴的过程中，我有效运用了偷梁换柱这一计策。

第一招：学会适度同情，宣泄不良情绪

"看见爸爸，你什么心情？"我问。

"出事之前，我爸爸身强力壮，能挑 80 多公斤的担子；爸爸心灵手巧，一把稻草、一块木头，在他手里都能变成飞禽走兽；爸爸性格很好，整天乐呵呵的，和谁都能聊得很好。出事后，爸爸的性格完全变了，要么一天到晚不说一句话，要么一点小事就破口大骂，还经常说自己是废物，活着不如死了好。唉，一场车祸把我的家毁了，把爸爸毁了，都怪我，我不上学就不会发生这样的事情。"小琴放声大哭，"他一个大男人，才四十出头，瘫痪在床怎么受得了？！对他来说，这种生活真的是生不如死，活着的确没有意思。"小琴哭得一塌糊涂。

"妈妈情况如何？"等小琴心情平静些，我又问。

"妈妈好可怜，不仅要照顾爸爸，还要干所有的农活，每天起早摸黑，永远有干不完的活。妈妈原来很漂亮，皮肤白白的，现在是一身黑，40 不到，看上去就像 60 来岁的人。妈妈现在是一身的病，都是累出来的。我好可怜妈妈！我不想去读书，妈妈死活不同意，一边哭一边骂，说我不读书就是对不起他们，是不孝！爸爸不答应，她也不答应！我好担心妈妈会累死！我恨死自己了！"小琴号啕大哭。

小琴的"反刍"心理，源于强烈的同情心，几乎整天都沉浸在怜悯父母亲的情感之中。应该说正常人都必须具有同情心，但是要看到，同情心的作用毕竟是有限的，光有同情心是不可能解决父母亲的问题的，如果一味地陷入同情心的困境之中，那可能会加重父母亲的忧伤。减轻父母亲的痛苦，最好的方法就是用实际行动来创造自己健康的生活和优异的学习成绩。同时，作为一个人也应该认识到，过度的同情心可能会变成一种沉重的精神负担，构成一种巨大的精神压力，其结果有可能会摧毁自己的意志。因此，一个人若想正常生活，只能保持正常的同情心，即适度的同情心，同时应该将这种同情心转化成具体的行动，而不应该让它仅仅停留在情感领域。

不良情绪要及时宣泄，长期郁积在心里，只会增加心理包袱，而倾诉则是一种良好的解压办法。倾诉是一种输出，一种对心里重复信息的删除和清空。

第二招：有序整合事件，恢复完整记忆

恢复小琴对爸爸出车祸这个事件的完整记忆，将事件有序地整合，让它成为人生经历的一部分。记忆不仅仅是停留在思维层面，还包括当时的视觉、听觉、触觉、味觉、感觉以及情绪等。我给小琴提供安全而充满支持的环境，让她述说自己在事件中的个人经历，从而恢复她对于事件的完整记忆，将那件事看作是自己人生的一小段经历。

"你可以说说那次车祸吗？"我用眼神鼓励小琴。

"我好怕回忆，很多事情想不起来了。"小琴表情痛苦。

"我和你一起面对，好吗？有什么事情我和你一起扛！"我大声说。

"谢谢老师！"小琴点点头。

"车祸是发生在早上吗？"我平静地问。

"是，早上去上学的时候。"小琴说。

"地点是在学校附近？"我又问。

"靠近学校门口的马路上。"小琴想了一下。

"当时你爸爸开的是什么车？"我再问。

"爸爸开电动自行车，我坐后面。"小琴想了一会儿。

"肇事的是轿车，还是货车，或者别的什么车？"我一字一句地说。

"不知道，啊……"小琴突然抱住头，发出尖叫声，一副痛苦的样子。

"放松，放松，放松。一个庞然大物朝你们冲过来，是吗？"我一边让小琴放松，一边追问。

"只听见'嘭'的撞击声，我就失去了知觉。"小琴脸色惨白。

"醒过来时，你看见什么？"我继续追问。

"看见什么？"小琴揪着自己的长发，"血，血，满地的血……"小琴脸部扭曲，"爸爸倒在血泊里……没看见电动车……"

"嗯，周围有人吗？"我控制住自己的情绪。

"有许多人，同学，老师，还有同学的父母。120 救护车来了……"小琴说她晕死过去了。

第三招：重建理性认知，快乐地活在当下

通过重建小琴的理性认知，客观看待家庭状况。从负面事件中看到成长的意义，在挑战中获得新生；并且能够立足当下，重新考量生活，发现生活中更加重要的事物，珍惜一切美好，追求更重要的意义。

"你爸爸在家里能干些什么？"我问小琴。

"爸爸除了脾气坏了一些，其实还是挺有担当的。他已不能干体力活了，就在床上用稻草编飞禽走兽，都是活灵活现的。城里有一个老板，很欣赏爸爸的作品，会定期上门收购，给爸爸许多钱。爸爸好棒！"小琴脸上有了笑容。

"你的意思是说，爸爸能够用他灵巧的手支撑起这个家？"我也笑了笑。

"是的，爸爸说他完全有能力供我上完高中、大学，甚至可以给我准备一笔嫁妆钱。"说完，小琴的脸红了。

"好坚强又乐观的爸爸！"我竖起大拇指，"你能从爸爸身上学到什么？"

"学到什么？"小琴黑眼珠直转动，"学习爸爸身残志坚的精神，学习爸爸积极乐观的生活态度，学习爸爸不放弃生活的意志！"小琴昂首挺胸。

"好，这才是爸爸的好闺女！"我大声鼓掌，"将门无犬子，爸爸肯定会为你感到自豪和骄傲的！"

"是的，我一定努力学习，争取考上理想的大学，让自己的人生有价值和意义，活出生命的精彩！"小琴的脸上充满自信和坚定。

积极心态像太阳，照到哪里哪里亮！一个人与积极情绪为友，他将拥有美好的明天！

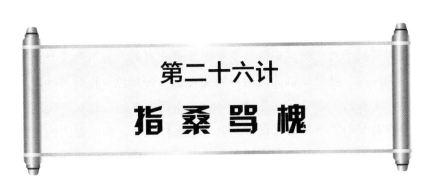

第二十六计
指桑骂槐

　　本计出自一句民间谚语。《红楼梦》第十六回王熙凤向贾琏发牢骚："你是知道的，咱们家所有这些管家奶奶，哪一个是好缠的？错一点儿，他们就笑话打趣，偏一点儿，他们就指桑骂槐……"

　　指桑骂槐用到军事上，则是一种"惩一儆百""杀鸡儆猴"的谋略，利用它来保证号令统一、军纪严明，以提高部队的战斗力。

　　指桑骂槐原意是指着桑树骂槐树；比喻一种间接对他人进行批评、指责的方法。在心理危机干预中，指桑骂槐引申为心理辅导教师不动声色，旁敲侧击，正本清源，从而化解危机。

子女犯错，责任在谁

我们都是生命链条上的一环，向上望，有父母；往下看，有儿女。我们既是人之儿女，又为人之父母。当为人儿女时，你受到父母的照顾，做了父母的你又得照料子女。这其中的转变有时候是欣喜的，有时候又是陌生的、茫然的、慌乱的，甚至烦恼的。所以做父母是一种角色，也是一种职能，做得好了，你家族的生命链条在你这一环就是熠熠发光的，结实、美丽的。

似乎没有专门的学校开设课程来教人怎么做父母，但是做人的道理和行为的模范又无处不在。其中上一代的父母就是下一代人做父母的榜样，这就是传承。潜移默化地从父母、叔叔、舅舅、阿姨、姑姑、老师、师傅那里学习，学习模仿从父母、长辈、师长、良师益友而来，但是这并不意味着你仅仅接受自己父母的培训。每一代人都会在模仿父母的同时增进自己对父母角色的理解。

问题是儿女在成长的过程中误入歧途或屡屡犯错，其责任属于谁？也就是说，谁应该为儿女的成长问题埋单？

陈强（化名）是一个身强力壮的 12 岁男生，体重已超 50 公斤，搬动数十斤重的东西对他来说简直是小菜一碟。陈强在学校也算是个"奇葩"，凭着一身蛮力一天到晚惹是生非，不仅欺负同班同学，还要找比他年纪大的同学打架，有时候一天要打两至四次架，搞得班主任焦头烂额。一些同学一看见他就远远地躲开，一些同学被他欺负了，也不敢哭叫，更不敢告诉老师。陈强俨然是校园"一哥"，每天耀武扬威的，身后还常常跟着几个小喽啰。学校对此也无可奈何，约见家长，公开通报批评，但是效果都不好。由此，家长非常头疼，经常对陈强进行拳脚管教。

面对一个爱惹是生非的小学生，如何进行有效的引导教育？

我从原生家庭入手，对陈强一家三口进行家庭辅导，找到问题的根源，运用"指桑骂槐"的计策，从源头上开展疏导和引导工作，有效解决了陈强的行为问题。

第一招：敞开心扉，追根溯源

"一般情况下，你什么时候会对同学动手？"我递给陈强一杯水。

"同学不理睬我，不和我说话。"陈强回答。

"嗯，你是希望引起同学的注意？"我看着他的眼睛。

"是的，我也希望有朋友。"陈强眼神中有一丝孤独。

"同学不理睬你，你很难受，也很生气，是吗？"我理解他的话中话。

"是的，我会控制不了自己的情绪，马上动手。"陈强老老实实地说。

"你有事情叫陈强，他一时没有回应，你会怎么样？"我看了看陈强的父亲问。

"我脾气不好，马上会朝他大喊大叫，然后会打他。"陈强父亲坦率地说。

"你会怎么样？"我看了看陈强的母亲问。

"我也是急脾气，会骂他，也会打他。"陈强母亲也不隐瞒。

"看起来，不是一家人不进一家门。孩子像父母，恭喜你们，孩子是亲生的！"我半开玩笑半认真地说。

"老师，你的意思是说，孩子爱打架是遗传了我们？"陈强父亲一脸认真地问。

"性格里有你们强大的基因，都是炮仗脾气，一点就着！"我直言不讳，"爱打架就是跟你们学的！你们处理事情的方式就是孩子解决问题的方法！"

对一个家庭来说，父母是原件，孩子是复印件。如果复印件有问题，多半是原件有问题。父母常常"看到"的孩子的问题，其实是他们自己的问题在孩子身上的"复制"。孩子是父母的投射银幕，当父母在孩子身上看到了问题，那是父母自身问题的外在投射。

从本质上讲，不存在有问题的孩子，只存在有问题的父母。父母意味着"头脑"，孩子代表着"心"。当生命的存在看似出现问题时，那是"头脑"出了问题。

第二招：开诚布公，引导父母

"你小时候也有类似行为表现吗？"我问陈强父亲。

"是的，小时候我非常淘气，属于调皮捣蛋一类，经常挨打。我父亲会用木棍打，会把我吊起来打。"陈强父亲一脸苦笑。

"嗯，你是用你从父亲那儿学来的那一套管教孩子，是吗？"我一字一句地问。

"我父亲老说，棒头出孝子，儿子就是要打的！"陈强的父亲哭笑不得。

"你觉得这一套管教方法有用吗？"我揪着不放。

"当年我老在学校闯祸，经常被父亲打得青一块紫一块。对他，我下手也狠，可似乎没有作用。我已经因为赔偿、赔礼花了好几万元了，我赚钱也不容易，起早摸黑的，冤家，上辈子欠他的。唉……"陈强父亲唉声叹气。

"我被你打了，气不过，当然要找同学出气！"陈强突然插话。

"哦，你打同学是为了把对父母的怨恨发泄出来，是吗？"我盯着陈强问。

"就是，他们可以打我，我为什么不可以打同学？我凭什么要忍气吞声？我打不过爸爸，打同学肯定会赢！"陈强有点放肆。

"你从儿子的话中听出什么？"我看着陈强的父亲。

"他是不服我们，怨恨我们。"陈强的父亲底气不足。

"你听见什么？"我问陈强的母亲。

"他打同学是报复我们，其实是在打我们。"陈强的妈妈泪流满面。

"嗯，种瓜得瓜，种豆得豆，父母的言传身教在儿女的成长过程中起着相当大的作用。有什么样的父母，往往有什么样的儿女。陈强的暴力行为，一方面是青春期孩子的情绪难以控制的问题，也是孩子效仿父母的表现，更是怨恨父母、报复父母的另一种方式，不得不引起足够的重视！"我语重心长地说。

在教育中，要解决孩子的问题，先解决父母的问题。这是从根源上解决问题。没有一个有问题的家长，就不存在一个有问题的孩子。一个小孩只是家庭和社会之树上的一枝花朵，它开出了家庭或社会的优点，同时把整个家庭或社会隐藏的弊病也给释放出来。如果一棵树上的花朵有了毛病，我们通常要深入树根去治疗，而不仅仅停留在花朵本身。

第三招：寻找"例外"，认同赏识

"在学校你有高兴的时候吗？"我问陈强。

"有，同学向我表示友好的时候。"陈强的眼睛里有亮光。

"同学向你表示友好，你是怎么做到的？"我兴奋起来。

"有一天，几个女同学在搬一个沉重的桌子，看见她们满头大汗，我就走过去帮助她们。搬好后，几个女同学都说谢谢我，说我是大力士，嘿嘿！"陈强有点得意。

"乐于助人肯定受人喜欢，很好！"我竖起大拇指，"还有什么让别人喜欢的事情？"

"有一次，放学回家的路上，我看见两个流里流气的小混混纠缠一个女同学，女同学被吓哭了，我就跑上前去帮助女同学，那两个小混混就打我，我一顿拳脚就把他们打倒在地。女同学对我很感激，就拿出一个心爱的玩具送我，说我很正气，是好学生。"陈强手舞足蹈。

"他人有难出手相助，是见义勇为的表现，肯定受人尊重！"我鼓掌叫好。

"儿子，你做的这些好事如果能够告诉爸爸妈妈，爸爸妈妈也就能够看到你的优点了，也就不会老骂你、打你了。"陈强的父亲有点歉意，同时有些兴奋。

"儿子，以后你做错事情，妈妈要控制自己的情绪，尽量不骂你、不打你。妈妈很多事情没有做好，你原谅妈妈吧。"陈强的妈妈诚心诚意地说。

"爸爸妈妈，你们骂我、打我都是为了我好，我知道你们是爱我的，都是我自己不争气，老惹你们生气。我以后不和你们对抗，再也不打同学了。我要和同学们做朋友！"陈强一脸认真的表情。

"相信你会说到做到的！爸爸也要做个好爸爸！"陈强的父亲大声说。

"你会是好学生，好儿子！妈妈为你加油！"陈强的母亲一脸灿烂。

　　大量的心理学研究证明，不管是师生还是亲子互动，只有把鼓励和指正的比例保持在 4∶1 到 5∶1 的时候，孩子接受起来才更有效。

　　教育是一种自省，父母的自省。棍棒拳脚只会让孩子对这个世界的美好产生怀疑和怨恨，同时会对这个世界充满敌意与报复。培养阳光的孩子，并让他的人生圆满，父母首先要实现自身生命的圆满，向外劝导孩子，向内劝导自己，让内在世界赋予外在世界巨大的能量。

第二十七计
假痴不癫

　　本计名从民间俗语"装疯卖傻""装聋作哑"等转化而来。在日常生活中，人们为了回避某种矛盾，或者为了度过某种危难，或者为了对付某个势力强大的对手，在一定时期内，故意装作愚蠢、呆痴，行"韬晦"之计，以求保存自己，然后等待时机，战胜对手。

　　假痴不癫意思是假装痴呆，掩人耳目，另有所图；比喻表面痴呆、暗里充满智慧的伪装现象。在心理危机干预中，假痴不癫引申为心理辅导教师大智若愚，故意装傻充愣，巧妙化解危机。

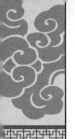

我欲跳楼，唤醒同学

　　每年的中考和高考前，各类考试和测验如"排山倒海"。许多成绩优异的初、高中毕业生往往都有这样的苦恼：每次考试成绩都在班级前列，却常常在成绩出来的时候感到烦恼和焦虑——拿到第一名的时候害怕被其他同学追上，感到紧张；没有拿到第一名的时候，感到很不开心，甚至生气和愤怒，无法接受这个结果。这到底是怎么了？其实，这类问题属于典型的成就焦虑。所谓成就焦虑，就是在追求成就时，因为总想超越他人，或者总担心被别人超越，导致情绪上常常处于紧张不安的状态，搞得自己经常吃不香，睡不好，不愉快。

　　学校领导和老师也会焦虑不安，担心自己所在学校的成绩不如其他学校，学校的声誉受到不好的影响；担心自己班级的学生成绩不优秀，自己的教学能力得不到领导、家长、社会的认同和肯定，由此会影响自己的评优、评先进，甚至会影响自己职务、职称的晋升。这就是与功利相关的责任焦虑。于是一些学校和老师就叫响了诸如此类的可怕口号，"饭不吃，觉不睡，分数不能丢；心可碎，血可流，排名不落后"。

　　面对成绩焦虑和责任焦虑等多重压力的中学生，其状况会如何呢？

　　一天，李敏（化名），一个初三女生，在母亲的陪伴下走进我的工作室。李敏皱着眉头，一副忧心忡忡的样子。据她母亲事先介绍，李敏是班里的学习委员，成绩很优秀，在年级里排名前十。按照她的成绩，李敏考进重点高中应该没有什么问题。随着中考的接近，母亲发现李敏的许多行为十分异常，严重失眠，每天一大早就是"熊猫眼"；吃饭很少，一副魂不守舍的样子；经常一个人神神道道，说一些听起来让人害怕的与"死"有关的话。母亲问她发生了什么事情，她要么只是翻翻白眼，要么粗暴地说"烦死了，别理我"，要么大哭说"都是我的错""我要用最后一招了，这一招肯定有效"。李敏的异常表现吓坏了全家人，惶恐不安，惊慌失措。

　　面对着行为异常的李敏，我淡定地接待了她。我首先微笑着请她就座，递给她一杯水。然后，我从她的名字开始与她闲聊了几分钟，让她的紧张情绪有所缓解；向她解释心理辅导的一些原则，承诺保密，不会把她的秘密告知她不愿意告知的人；承诺做她的参谋，帮助她想方设法解决目前面临的问题。我用眼神说话，用恰当的肢体语言表达我的真诚。过了好一会儿，李敏的情绪平静下来，慢慢地打开了心扉。

原来，李敏一直在做生死抉择，"我想用我一个人的死亡换取全班同学的优异成绩"。

面对来访者严重的心理危机，假痴不癫表面上看起来无所作为，实际上是"糊涂难得"的一种辅导策略。如何运用此策略？

第一招：假装糊涂，了解实情

"老师，你觉得死亡是痛苦还是快乐？"李敏眼神忧郁。

"哦，死亡？这件事情我还没有体验过。"我没有直接回答。

"我觉得应该是快乐的！活着不如死了好，死了就没有痛苦了！"李敏语气肯定。

"嗯，你似乎遇上了比较难以解决的问题，是吗？"我顾左右而言他。

"气死我了！同学太不争气了！"李敏一副恨铁不成钢的样子。

"同学不争气与你有什么关系？"我一副事不关己高高挂起的样子。

"怎么没有关系？！你还是老师呢，怎么没有一点责任心？"李敏一副愤愤不平的样子。

"同学不争气是他们的事情，和我八竿子也打不着！"我依然是事不关己高高挂起的样子。

"不，肯定有关系！这关乎班级的荣誉！这是学习委员必须承担的责任！"李敏几乎吼了起来。

"哦，你是因为同学们的成绩不如意而感到难受？"我装出恍然大悟的样子。

"同学们成绩不好，与其他班级同学成绩相比有一定的差距！班主任很着急！作为学习委员，我难辞其咎！我必须承担所有责任！"李敏激动大喊。

原来，李敏是由于责任焦虑和成就焦虑产生了死的念头。

第二招：讨论死亡，看清真相

"你说，你必须承担所有责任，如何承担？"我又装起糊涂。

"我想跳楼，用我一个人的死亡换取全班同学的优异成绩！"李敏咬咬牙齿，态度坚决。

"嗯，你是想用跳楼换取班级荣誉？"我不动声色。

"是的！我想用我的死亡唤醒同学们的拼搏精神，自古以来就是哀兵必胜！"李敏说话的语气不容置疑。

"哦，你的意思是说，你死了，同学们就会好好学习，成绩就会大幅度提高了？"我故意表现出好奇的模样。

"我想应该会的，毕竟我是为了他们跳楼的。"李敏的声音低了下来。

"你有没有想过？如果你跳楼死了，同学们会不会由于你的猝死而沉浸在悲痛中夜夜做噩梦？如果你跳楼了，会不会有同学效仿你也结束自己的生命？"我似乎问得傻乎乎。

"这？——我没有想过。我只是想让他们化悲痛为力量，奋发图强。"李敏低下了头，眼睛看着地面。

"你是不是觉得班级成绩不好，作为学习委员，你面子上过不去，丢脸了？"我依然一副傻傻的样子。

"啊？老师，你是说，我要跳楼其实是为了满足自己的虚荣心？我自私自利，是吗？"李敏身体有点发抖，说话声弱弱的。

"也许，当一个人面对自己无法接受的事情的时候，有些人就会为了逃避现实而采用极端的方式。"我慢悠悠地说。

"哦，老师，你是想说，这是懦夫的行为，是无能的表现？"李敏可怜巴巴地看着我。

"是的！真正的勇士敢于直接面对问题，用积极的想法和行为解决面临的问题！"我字正腔圆。

教育一旦失去本来的意义与价值，其后果可能是非常可怕的，甚至是惨不忍睹的。

第三招：想象后果，珍惜生命

"现在我们来想象一下跳楼可能产生的后果，请闭上你的双眼。"我引导李敏。"这是晚饭后的一个傍晚，夕阳的余晖洒在校园。你站在实验楼的四楼楼顶，看着三三两两的同学从楼下经过，有说有笑，有跑有跳，一派祥和的气氛；突然你纵身一跃从楼顶跳了下去，马上地面上发出咚的一声巨响，然后是一阵可怕的尖叫声、慌乱的脚步声……你好好看看，你在地面上看见了什么？你是什么样子？周围发生了什么？"

"怕，好可怕……"李敏身体瑟瑟发抖，大哭起来，"地上到处都是血，红红的，流得满地都是……有一个尸体，好像已经断气了，看不见脸，长发都是血红的……有几个学生也倒在地上，有一个是被砸死的，样子非常悲惨……有几个学生蹲在地上，身边都是难闻的呕吐物……太可怕了，不要看，不要看……"李敏声嘶力竭。

"你再好好看一看，看一看，你跳楼了，跳了下去，你还没有死。你看看，现在地上是什么状况，周围又发生了什么？"我没有安慰，引导李敏继续想象。

"我看见一个人瘫痪在地上，她没有死，脚断了，手断了，脖子断了……眼睛像死鱼般翻着白眼……奄奄一息了……"李敏的身体扭曲着，就像一个残废之人，极度痛苦的模样，"老师来了，不知所措……救护车来了，两个医生跑下车，把她小心翼翼地抬上担架……救护车呼啸着离开学校，急速开到医院……父母哭哭啼啼地来到医院……医生告诉父母他们已经尽力了，但是她已经瘫痪了，她的后半辈子注定要躺在病床上了，生活不能自理，需要有人照顾……"李敏号啕大哭，哭得几乎背过气去。

我唤醒李敏，让她走出想象情景。待她哭够，情绪稳定后，我问她对于刚才在想象中看见的情景有什么感受。

"老师，我一直以为死是一件简单的事情，死了就没有痛苦了。想不到，其实死是一件非常麻烦的事。自己跳楼了，可能也会殃及无辜的生命，让别人成为自己的殉葬品，这是害人的行为！自己死了，许多人会留下严重的心理创伤，会严重影响他们的人生，让他们的生活没有安宁，这是犯罪！

学校会由于发生这样的恶性事件，声誉受到严重的影响，也许这所学校从此会没有好名声，校长会被处分，老师无法安心工作，学生不愿意到该校就读，这是多么可怕的后果！我就是死了，灵魂也不得安宁！这是破坏学校，是破坏教育！"李敏一副痛心疾首的模样。

"嗯，如果你跳楼后没有死，其后果又会怎样？"我追问。

"要是这样，我将终身与病床为伍，瘫痪在床上，生不如死。我的父母不仅要为我支付高昂的医疗费，还要每天照料我的生活，我将成为他们的沉重负担，让他们一辈子处于痛苦之中，没有正常的家庭生活，不能好好地工作。我不仅不能尽孝，反而是他们痛苦的来源！我还有什么颜面活在世上？"李敏泣不成声。

"嗯，你还想用跳楼的方式来让你的同学变得优秀起来吗？"我一字一句地问。

"我太傻了，好傻！同学们的成绩上不去肯定有许多原因，我想和老师好好沟通一下，找一找问题的原因，然后找到解决问题的方法。我相信，只要对症下药，同学们的成绩肯定会好起来的，每个人都会在自己的人生旅途中找到自己的恰当位置，发出自己的光和热的！"李敏的脸上终于有了阳光，不好意思地笑了。

著名教育家蔡元培先生说："决定孩子一生的不是学习成绩，而是人格修养。"这就是教育的真谛。

第二十八计
上屋抽梯

　　本计名出自一个典故。东汉末年，荆州刺史刘表的儿子刘琦因不容于继母，恐遭陷害求救于诸葛亮。诸葛亮一再推托，不出一计。后来刘琦以住室楼上有一古籍请先生观赏之名，把诸葛亮诱骗到楼上。在四壁皆空的楼上，面对刘琦跪地求计、小楼的楼梯已经被抽走的"无奈"情势，诸葛亮教刘琦一计，终使刘琦离开继母，脱离危险。后人就将此事件叫"上屋抽梯"。

　　上屋抽梯原意是上楼以后拿掉梯子，制造私密交流的空间；比喻制造假象，诱使敌人中圈套。在心理危机干预中，上屋抽梯引申为心理辅导教师从来访者内心需求出发，创建良好的沟通氛围，与来访者敞开心扉，用心交流，从而化解危机。

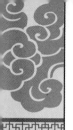

新冠肺炎，疑心感染

2020 年春节前后，一场突如其来的新型冠状病毒疫情，打乱了人们的生活节奏。随着疫情的发酵，全国各地迅速投入抗击疫情的斗争中。各地紧急出台各种抗击疫情措施，除了收治确诊患者和疑似患者，还隔离了所有与患者、疑似患者接触过的人群；要求所有人自觉在家抗击疫情，不聚会、不聚餐、不去人群密集的地方；人人讲究卫生，勤洗手、出门戴口罩。企业未经批准不得复工，学校开学时间等待上级教育部门发文通知，所有中小学学生在家参加教师组织的"空中课堂"学习。中小学生在家抗击疫情，过上了前所未有的疫情长假。天天窝家，日复一日的单调生活，又接收铺天盖地的疫情信息，使许多中小学生紧张不安、焦虑烦躁，担心自己和家人患上新型冠状病毒肺炎，寝食不安。

2020 年 2 月 14 日 22:19，我接到一个家长的求助电话，声音急促，满是焦虑。她说，她的儿子陈小熙（化名）是某学校九年级的一名学生，学习成绩中等偏上。疫情开始，小熙没把此事放在心上，说小题大做，过几天就好了。随着疫情的蔓延，小熙日益关注疫情，收看各电视台的疫情播报，上网搜索疫情的各种信息，像着了魔似的，已把假期学习计划抛到九霄云外了。随着假期无限期延长，小熙寝食不安，老说病毒已经侵入家中，自己已经得病，全家人都被传染了，要求到医院隔离医治。父母只好联系了医生，医生上门诊断，全家人身体健康，根本没有传染病毒。但是，儿子就是不相信医生，闹得不可开交。小熙妈妈恳求我，无论如何帮帮她，为她儿子安排一次心理辅导。

面对高焦虑者，如何疏导他的不良情绪，帮助他顺利度过心理危机呢？

我觉得，上屋抽梯是化解陈小熙高焦虑的良方妙药。在做好一系列防疫措施后，我见到了小熙。

第一招：以心交心，建立关系

小熙是一个高瘦男生，戴着一副近视眼镜。他看上去眼睛红肿，布满血丝；脸色灰暗，有些粉刺；表情焦虑，忐忑不安。

"听说你是心理专家？"小熙一落座就开始发话，不屑一顾的表情。

"不着急，先喝口水。"我微微一笑，双手递给他一杯水。

"我没有毛病的，不需要你的帮助。"小熙一手接过水，不自觉地手抖了一下，差点把水洒了一地。

"嗯，你似乎遇到了什么问题，是吗？"我依然微微一笑。

"都是他们没事找事！"小熙的眼光狠狠地从父母脸上扫过。

"嗯，你的意思是，让爸爸妈妈出去，咱俩单独聊，是吗？"我看着小熙的眼睛。

"他们在这里只会添乱。"小熙点了点头。

于是，我客气地请小熙的父母暂时离开，给我与小熙一个单独交流的空间。

"我父母现在只会和我讲道理，唠唠叨叨，反反复复，烦死了。唉……"小熙长叹一口气。

"你是说，父母不懂你？"我温和地问。

"不懂装懂，人云亦云，一天到晚就是学习和考试。"小熙表情深沉。

"你需要深度的交流，能理解你，是吗？"我点点头。

"自古知音难求，没有人懂我，心里好苦。"小熙抬眼看了看我。

"少年也识愁滋味，谁能读懂心中苦？"我表情凝重。

"你，你什么意思？"小熙的眼神中有惊讶。

"和你一样大的时候，我也很郁闷，老觉得没有人懂我，没有人理解我，更没有人知道我心中的痛苦。唉……"我也长叹一声。

"同是天涯沦落人，相逢何必曾相识。哈哈，我终于找到知音了。"小熙突然放声大笑。

心理辅导教师，如果能够与来访者同频共振，创建良好的沟通环境和氛围，自然而然会获得来访者的认同，从而让来访者打开心扉，倾吐他的心声。

第二招：解读疫情，深度共情

"老师，我很担心自己活不久了，也许就剩几天了。"小熙表情忧伤。

"哦，你得了重病？"我关切地朝他探了探身体。

"我肯定得了新型冠状病毒肺炎了，爸爸妈妈也被传染了。"小熙看上去痛苦不堪。

"你，或者你父母与新型冠状病毒患者有接触？"我一脸严肃。

"没有，自除夕开始，我们一家人没有出过门，也没有人到过我家。"小熙认认真真地回答。

"这几天，你们吃外卖？"我又问。

"没有，一日三餐都是妈妈做的。"小熙明确回答。

"既然如此，你是如何感染病毒的呢？"我的眼睛里满是疑惑。

"空气传播！专家不是说，空气能够传播病毒吗？！人呼吸了有病毒的空气就会得病，这是不可置疑的！"小熙振振有词。

"哦，都是空气传播惹的祸。你的意思是说，你家被带病毒的空气污染了？"我追问。

"是的！我家对面楼的一家住户被隔离了，现在还隔离在家！"小熙满脸紧张。

"小熙，政府对于新型冠状病毒患者采取了什么措施，你知道吗？"我表情放松。

"我知道，隔离。"小熙马上回答。

"对，隔离。隔离有两种：一种是隔离治疗，一个人如果是新型冠状病毒患者或者是新型冠状病毒疑似患者，要被送到医院隔离治疗；另一种是居家隔离，隔离在家又分为两种情况，其一是表示此住户有人与来自疫区的人员有过接触，其二是表示此住户有人与新型冠状病毒患者或者新型冠状病毒疑似患者有过接触。住家隔离是一种诊断疫病、阻止疫情扩散的措施。"我认认真真地解释。

"起码此住户有人呼吸过带病毒的空气！他呼出的空气肯定也携带病毒！"小熙的声音一下子提高了好几分贝。

"专家说，病毒是通过飞沫或者接触传播，飞沫一般通过咳嗽、打喷嚏而传递；病毒在空气中的传播距离是有限的，一般是 1 米或者 2 米，它从人体出来很快就沉降了，不会在空气中飘浮，从这个意义讲，空气中不会有病毒。"我只能摆事实，讲道理。

"原来如此，空气中不会有病毒！我家距对面楼隔离住户有 50 多米，即使空气中有病毒，也不可能污染我家的空气，嘿嘿。"小熙似笑非笑，看上去一副尴尬的样子。

"你还担心自己和父母得了新型冠状病毒肺炎吗？"我还是微微一笑。

"好像得病的可能性不大，是我得了疑心病。"小熙不好意思地挠挠头。

"小熙，你现在一天内花在疫情上的时间有多少？"我看着他的眼睛。

"嗯，起码 5 小时。"小熙脸上有点放光。

"花的时间好多。你关心的主要内容是什么？"我追问。

"我几乎每时每刻都在关心确诊病人、疑似病人、死亡人数的变化，武汉的、湖北的、全国的、世界的，我都想了解得清清楚楚。我省的、我市的疫情动态也要做到心中有数。"小熙一脸兴奋。

"关心疫情动态，没错。可是，你一天到晚沉溺在疫情中、接收数以万计的信息，你能去粗取精、科学了解疫情吗？你总担心自己和家人都患上疫病并且痛苦不堪是什么原因造成的？"我当头棒喝。

"嗯，我接收信息过度了，是太焦虑了。如果我能够静下心来，用积极的心态看待疫情，坚信众志成城一定能够战胜病魔，可能就不会发生这样闹心的事情了，都是自己惹的祸！"小熙一脸惭愧。

"接下去的日子，你会怎么办？"我不依不饶。

"每天花 10 分钟左右时间了解疫情动态，其他时间安下心来学习。"小熙举起右手，做出发誓的样子。

科学解读疫情能够消除来访者的错误认知，深度共情能够打破来访者心理防御机制，从而产生"自家人效应"，有效化解来访者由于恐惧产生的心理危机。

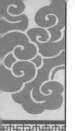

第三招：追根溯源，化解焦虑

"老师，我现在总觉得心慌慌，好像有不好的事情会发生，到底是怎么一回事？"小熙脸上阴云密布。

"心慌慌？有什么具体表现？"我马上表达关切。

"就是吃饭没有味道，晚上睡觉半夜惊醒，然后就睡不着；想好好看书做作业，可是，心就是静不下来，拿起书就头疼。不看书学习，又觉得对不起父母，心里很难受，也不是滋味。要中考了，唉……"小熙一声长叹。

"你学习成绩如何，属于什么水平？"我微笑着问。

"中等偏上，班级排名 10 余名，可能考上重点高中，也可能考不上。"小熙一脸苦笑。

"父母的期望是什么？"我又笑了笑。

"父母当然期望我考上重点高中！他们现在天天唠叨，要我好好学习，抓紧时间，向优秀的同学看齐，奋起直追，争取在最短的时间里提高学习成绩，考上重点高中，让他们骄傲一回。唉，压力山大！"小熙一脸苦相。

"你自己有什么打算？"我看着他的眼睛。

"其实我一直在努力，发挥自己的优势，弥补自己的不足。虽然没有十分的信心，但是八分的坚定是有的。我的确为考上重点高中在奋发图强！"小熙的眼睛里有一种坚毅的神情。

"好，有信心，有拼劲，又有方法，成功指日可待！"我大声鼓励。

"可是，爸爸妈妈就是不相信我，老说我不努力，成绩不好，把我打击得一塌糊涂。唉……"小熙又是一声长叹。

"嗯，你现在是有点中考焦虑，没什么，这是正常的情绪，是你对预期结果的担忧。焦虑的主要来源是父母，对吗？"我又笑了笑。

"是的，主要是父母否定我，看不到我的努力和进步。没有父母的肯定和鼓励，我心里好难受，憋屈。"小熙有点无可奈何。

"所以，爸爸妈妈一谈到学习，你就气不打一处来，是吗？"我一针见血。

"当然，我又不是三岁小孩，反反复复说同样的几句话有什么意思？太没文化了！"小熙一脸不屑。

"哦，你觉得与爸爸妈妈对抗，顶嘴、吵架、赌气、动手动脚，就是有文化的表现？"我针锋相对。

"嗯，是有点粗鲁，也是没文化的表现。"小熙低下头。

"我有一个解决方案，我把你的心理压力和你父母谈一谈，希望他们理解你。另外，你与父母做个沟通，把你的烦恼与父母说一说，并且告诉他们你的人生目标和努力方向，让他们懂你、肯定你、支持你，好吗？"我诚心诚意。

"好，这是一个好方法。谢谢老师，我会和爸爸妈妈好好交流的。"小熙一脸阳光。

原来，小熙的"不正常"，是由其父母的高焦虑所引起的；父母的高期望及其唠叨式的管教方式导致了小熙的中考高焦虑。如果父母能够看到小熙的优点，并且及时予以肯定和鼓励；如果在小熙遇到挫折时，父母不批评、不责备，而是与他一起坦然面对；如果在小熙情绪低落时，父母能够理解他、安慰他、陪伴他，那么，也许小熙就能够学会用积极的心态面对类似疫情这样的突发事件，信心坚定，意志坚强，不屈不挠，昂首前行。

第二十九计
树 上 开 花

　　本计名来自古时一些战例。三国时期，张飞在当阳桥以 30 余名骑兵，吓退曹操追击刘备的数万大军；战国时，田单大摆火牛阵，击溃燕军；南朝宋文帝时，檀道济用唱筹量沙的计策，假装军粮充足，骗过北魏大军，终于安全突围。后人把这类计谋的共同特点加以概括，就叫作树上开花。

　　树上开花原意是指树本来没有开出花朵，但是可以人为地使花开在其上；比喻借局布势，出奇制胜。在心理危机干预中，树上开花引申为心理辅导教师创设适当的辅导情景，在团体动力的促发下，因势利导，将不利因素转化为来访者前进的力量，转危为安。

灾难创伤，如何疗愈

人的一生总会遇到各种各样的应激事件，面临这种应激事件，一旦自己不能处理时，则会发生严重心理失衡，这种失衡状态便称为危机。危机可能会造成危险，也可能变成一种机遇。如果危机过分严重，威胁到一个人的生活或家庭，个体可能采用不恰当的方法应对或解决问题，从而导致心理社会功能的下降，并出现自杀或精神崩溃，这就是危险。如果在危机状况下，个体成功地把握危机情景或及时得到适当有效的治疗性干预或帮助，个体可能学会新的应对技能，不但重新得到了心理平衡，还获得了心理上的进一步成熟和发展，这就是机遇。

"危机干预的最低治疗目标是在心理上帮助当事人度过危机，使其功能水平至少恢复到危机前水平。最高目标是提高当事人的心理平衡能力，使其高于危机前的平衡状态"。危机干预工作人员的主要作用在于启发、引导、促进和鼓励，而不是提供现成的公式。进一步讲，危机干预工作人员的职能是：第一，帮助当事人正视危机；第二，帮助当事人正视可能应对和处理的方式；第三，帮助当事人获得新的信息和知识；第四，可能的话，在日常生活中提供必要帮助；第五，帮助当事人回避一些应激性境遇；第六，督促当事人接受帮助和治疗。

一天，某中学相邻工地的防护钢架被大风刮倒，砸塌了该中学两米多高的围墙，高一某班七名女生被埋在砖头下。经各方紧急抢救，有五名女生幸免于难，而有两名女生却永远地离开了这个世界。这次突发危机事件给该班学生很大的冲击，学生陆续出现很多情绪和行为反应：震惊、悲伤、愤怒、自责、焦虑、恐慌、孤独、麻木等。

作为心理辅导教师，我对该班十名女生和十五名男生进行了两场小组辅导，发现学生中主要有以下心理问题：第一，事件发生后，许多学生根本不相信这个事实，不敢直接面对；第二，觉得事情来得太突然，承受不了这种打击；第三，脑海中不断出现抢救现场，眼睁睁看见同学被埋在砖块下感到恐怖；第四，老是看见死者被抱出来后翻白的眼睛；第五，吃饭时看见白色的米饭，就想到殡仪馆告别厅里死者苍白的脸色；第六，晚上睡觉难以入眠，一躺下就"看见"两死者；第七，上课难以静下心来，心里空落落的，无法静心学习；第八，与两死者平时交往的情景不断出现，对她俩有愧疚，总觉得有对不起她们的地方；第九，很想哭，但是哭不出来，非常难受；第十，怕独处，觉得有鬼，恐惧不安。

学生迫切需要进一步的辅导，以释放压抑、焦虑、紧张、不安、恐惧的情绪，以便静下心来继续学习。什么策略会有效？

《三十六计》的第二十九计树上开花是解决当时学生心理危机的有效策略。

我利用该校团体心理辅导室，把它布置成一个悼念室，为两个塑料模特各穿上死者平时穿过的衣服，横躺在桌子上，摆放在辅导室的正中央。在哀乐声中，我让学生一个接一个地缓步走进辅导室，分两圈，围着模特席地而坐。

第一招：引言导入，直面痛苦

我以沉痛的表情说：1 月 6 日下午 2:20 分左右，对我们学校来说，是一个不幸的时刻；对我们班来说，更是一个灾难性时光。学校隔壁工地的防护钢架在大风中轰然倒塌，一下子砸向了学校两米多高的围墙，就在围墙倒塌的一瞬间，我们班七名女同学正从围墙下面经过，突然发生的意外事故把我们的七名同学砸倒在砖头之下……有五名同学经医院抢救脱离了生命危险，但李梦倩、严佳敏两位同学经抢救无效，永远地离开了我们……这两名同学的离开，对我们产生了很大的影响……今天，我们聚集在一起怀念这两名同学，把自己心中想说的话告诉她们，以告慰她们的在天之灵。（我用右手指了指两位塑料模特）现在，两位同学就躺在这里，让我们敞开自己的心扉，把自己想对她们说的心里话说出来吧……

（许多学生把头埋在膝盖上，泣声一片。）

第二招：真情告白，合理宣泄

请学生自由发言，说出心里的感受，引发当事人的悲伤反应。

学生甲：佳敏同学，感谢你经常借书给我，你是一个外向、善良的女孩，你的笑将永远留在我心中，希望下辈子我们还是好朋友。

学生乙：梦倩，那天你向我借《高老头》，当时在另一个同学手里，我没有借给你，我好后悔。昨天晚上我已经把它烧给你了，你带走吧！如果有下辈子，来世我们还做朋友，愿你们纯洁的灵魂化为天使圣洁的翅膀，永远地快乐幸福！

学生丙：如果有下辈子，我们还做同学，还做好朋友，好吗？我们曾在一起吃饭、学习，是那么地开心，真的好怀念你们，现在我真诚地希望你们在天国也能过得开心、快乐。

学生丁：同学是人生路上必不可少的伙伴，你俩让我知道了朋友是可贵的，失去了就不可挽回，我会珍惜眼前的朋友。我在你们出事的地方走过，好像我踩在了你们的身上，如果弄痛了，对不起。上课了，教室大了，人少了，心里空虚了，班长喊起立，站起来更加空虚，我不能好好学习，对不起。

学生戊：梦倩，我不该为那么一点小事情和你吵嘴，对不起！希望你下辈子能有更多的朋友，并且希望你能开开心心的。

学生己：佳敏、梦倩，你们是那样地活泼、善良、天真，带给了我许多美好的回忆。有人说，人死后变成星星，我希望你们能发出闪烁的光芒，快乐地生活。无论你们在哪儿，我都希望你们能快乐。

学生庚：佳敏，我虽然有时不可理喻，但我永远记得你。梦倩，内向的你和外向的我，希望在来世能成为好朋友。你们都会是天使！

学生申：虽然你们离我们而去，但你们的乐于助人、宽广胸怀将永远影响我们，你们的梦想就是我们的梦想，我们会努力完成你们未实现的梦想。

······

52 位同学在一片哭泣声中表达了对死者的思念和告慰，情真意切，无不令在座者动容。

第二十九计 树上开花

灾难创伤，如何疗愈

151

第三招：默哀鞠躬，放飞怀念

我请全体学生站起来，向死者模特默哀 3 分钟。然后，我请助手向学生们发放纸和笔，请他们把最想说的话写在纸上。

学生们依次来到死者模特前，向死者三次鞠躬进行最后的告别，然后把心灵寄语折叠成纸飞机放飞，放飞怀念。

我请几个学生把模特搬出辅导室，并且引导他们搓搓手，洗洗脸，挥挥双臂，掸掸衣服，跳出悲伤角色，告别仪式结束。

第四招：冥想引领，振奋精神

我请全体学生站好，轻轻地闭上眼睛，慢慢地深呼吸进行放松，然后在舒缓的轻音乐中，跟随我的指导语，进行想象。

"你现在来到一片鲜花盛开的草原，远远地看到一群人，走近了，走近了，你看到其中有李梦倩和严佳敏。李梦倩和严佳敏依然是那么地鲜活，在对你微笑，她俩的眼神仿佛在对你说着什么，你是不是也有话想对她俩说？请告诉她俩，你爱她俩，祝她俩一路走好……我们要转身离开了，眼前出现了一条平坦的大道，这大道是如此地长，无边无际……太阳升起来了，暖洋洋地洒在树上、草地上，也笼罩在你的身上，你感到温暖起来，全身的鲜血沸腾起来，你感到一种新的力量在召唤着你，激励着你……渐渐地，你发现越来越多的人走在你的身边，他们是你的亲人，你的同学，你的朋友，你的老师……小鸟在歌唱，鲜花在绽放，你在亲人、同学、朋友和老师的簇拥下，昂首挺胸……"

第五招：携手前进，拥抱明天

欢快的轻音乐骤然响起，我请学生们手拉手，围成一大圈，手上用力，让身边的同学感受到自己的力量，然后对身边同学说一句鼓励的话。

学生们互相击掌，握手，拥抱，互赠祝福，互相支持和鼓励。

心理危机干预 36 计

我表情轻松，充满激情：同学们，今天我们聚集在一起，缅怀两名同学，但更重要的是，我们要接受现实，面对生活。死者去矣，活着的人要好好地活下去，用我们的活力、激情、热情拥抱美好的明天！发奋学习，快快乐乐地交往，把我们的班级搞好，以告慰她俩的在天之灵！我最后送给同学们八个字——平安、健康、快乐、幸福！

第三十计
反客为主

　　本计名出自何典，说法不一。从现有资料看，大体有三种可资参考。其一，据《李卫公问对》载："臣较量主客之势，则有变客为主、变主为客之术。"其二，杜牧注《孙子兵法》载："我为主，敌为客，则断其粮道，守其归路。若我为客，敌为主，则攻其君主。"其三，《三国演义》第71回，法正对黄忠说："夏侯渊为人轻躁，恃勇少谋，可激励士卒，拔寨前进，步步为营，诱渊来战而擒之：引乃'反客为主'之法。"

　　反客为主意思是客人反过来成为主人，比喻变被动为主动。在心理危机干预中，反客为主引申为"客人"在一定的场合下采取主动措施，以主人公的姿态和行为化解危机。

乖乖听话，如何作为

打开互联网，输入关键词"孩子不听话如何教育"，查找结果惊人，竟然约有 5870000 个！听话教育竟然是中国式教育的核心，可以说已成为"听话哲学"。并且，"听话哲学"深入无数中国人内心，家长夸孩子时，"听话"和"乖"这两个词简直是不可避免。"听话哲学"，有不合理之处：一直被要求听话的孩子，他的精神生命正逐渐被扼杀；"听话哲学"，也有其合理之处：若孩子不听话，很多家长就会觉得自己这辈子完了。

2014 年，四川广元发生过一场悲剧，一位妈妈将 16 岁的正读中学的儿子从酒吧拉到江边，对孩子说"你上网我管不好你了，那我就去死"。随即，她跳入嘉陵江。接着，爸爸赶过来，踢打孩子，他觉得孩子该为妻子的死负责。可在这个时候将妈妈的死怪罪到本已内疚至极的孩子身上，是极其不应该的，这会造成孩子的不能承受之重。果然，孩子随即也跳入嘉陵江，和妈妈一起溺死。悲痛到极点的父亲也要自杀，所幸被拦住。

这个家庭惨剧的直接逻辑是：儿子违背妈妈意志上网，让妈妈崩溃了，她的自杀，并非胁迫，而是反映了她真的就是这么痛苦。可更深一层的逻辑是：儿子之所以违背妈妈意志上网，其中一个重要原因，是为了逃离妈妈对他的控制，而在网络中寻找一个他的意志说了算的空间。

孟强（化名）是一名高中生。他很小的时候，父亲因为重病而去世，是母亲把他一手拉扯长大。母亲没有上过大学，上大学一直是她的心病。于是，她把上名牌大学的所有期望都寄托在儿子身上。"把儿子培养成人才"就成了这个女人毕生的梦想。然而，究竟"何为人才"，对于这个女人来说，也是非常模糊的，于是，事情的发展就变得非常无序了，完全任由这个女人把持来、把持去。

在孟母心里，孟强存在的意义并不是"自己的孩子"，而是"优秀的人才"，所以，"孩子"这个概念始终被她忽略，一旦孟强有什么地方让她感觉"不优秀"，她就马上变脸，各种粗暴、各种教训。只要孟强没有考到第一名，回来就是一顿暴打，各种羞辱、各种骂。"靠伤害来促进进步"是孟母一贯的原则，她竟然到今天为止，也没有发现这里面的荒谬。

除此之外，孟母对儿子的一切都是漠不关心的，包括身体健康、个人想法、人生追求、个人幸福……这一切似乎都和孟母绝缘。甚至，她痛恨孟强的一个原因是"这孩子怎么这么麻烦啊……"她所谓的"麻烦"，其实就是有关这个孩子的"一切"，一切需要她插手的事情，她都视为麻烦；带孩子看病、了解孩子的想法、为孩子做任何与学习无关的事情，她都视为"麻烦"。只要孩子的事情与"学习"有关，她就来劲。

面对孟强母子间的不良关系，反客为主不失为化解危机的好计策。

第一招：换位思考，理解母亲

"说说你的妈妈，好吗？"我递上一杯水。

"妈妈这辈子不容易，爸爸去世早，妈妈一把屎一把尿把我拉扯长大，她的辛苦付出只有我清楚，唉。"孟强眼睛里有了泪花。

"妈妈对你有什么期望吗？"我平静地问。

"当然有，她的唯一期望是我能够考上京城的名牌大学，弥补当年她没有考上大学的遗憾！妈妈对我管得可严格了，每次考试我必须考第一，考第二也不行，不是骂就是打，我是在打骂中长大的。其实，我活得好苦、好累！我是为了妈妈活着，为了妈妈而学习！我就是妈妈养的一只小狗，根本不是人！"孟强突然大哭起来。

"除了学习，妈妈关心你其他事情吗？"等孟强心情略为平静，我继续问。

"没有，妈妈只关心学习，我做与学习无关的事情，她都会干涉、阻挠。"孟强说。

"可以举个例子吗？"我追问。

"我身高手长，篮球打得不错。体育老师看中了我，把我选进了校篮球队。这事被妈妈知道后，她马上赶到学校，大骂体育老师，说让我打篮球就是害了我，就是毁灭了祖国的栋梁，是杀人凶手，还要扑过去咬老师，唉，简直是母狼，好丢脸！"孟强一脸的尴尬和无奈。

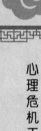

心理危机干预36计

"你觉得妈妈这样做伤害了你，是吗？"我继续追问。

"嗯，她太过分了。不过，有时候想一想，妈妈这样做也是情有可原。我是她唯一的希望，万一我考不上京城的名牌大学，她这辈子就活得没有价值和意义了。"孟强苦笑了一下。

父母为什么要求子女听话？主要是父母对于子女的种种担心，怕子女不能按照他们的设计走一条光明的人生之路。于是，父母采用了一种母鸡带小鸡的方式，控制、干预子女的思想、情感与行为，并且沉迷于这种子女彻底顺从的、自以为爱孩子的病态关系中，陶醉于一种无所不能的自我核心感觉里。一旦子女突然不听话，父母的这份无所不能感就被颠覆了，自我也破碎了，这都会让她或他有心碎的死亡感。她或他用各种极端手段控制子女，不惜你死我活，就是为了恢复她或他发号施令而子女听话的病态关系，好让这个病态自我重新复活。

第二招：举止尊重，行为适当

"对于妈妈的各种你所不喜欢的言行，一般情况下，你有什么举动？"我看着他的眼睛。

"其实我心里挺不喜欢妈妈的，甚至恨妈妈。我觉得这个世界对我很不公平，我5岁的时候，爸爸就离我而去，让我自幼就失去父爱，我好羡慕同学，他们的父母俱在，可以享受家庭的温暖。而我，不但没有父爱，还要每天面对一个疯子一样的妈妈，一个没有一点温情的妈妈，我常有死了算了的想法。但我如果真的死了，爸爸肯定不会原谅我，他肯定希望我能够活个样子出来，为老孟家争口气。我只能忍耐，忍耐妈妈的一切。唉……"孟强长长地叹了口气。

"你就没有反抗过？"我不依不饶。

"有，当然有过。我会顶嘴，与妈妈讲道理；也会赌气，不理睬妈妈。但是妈妈除了打骂之外，还会一哭二闹三上吊，把我几乎逼疯。没有办法，我只好认输，什么事情都听她的。"孟强的脸部肌肉抽搐着。

"其实，你是表面认输，内心对抗。"我一针见血。

"是的，我内心的确一点都不尊重她。"孟强坦率地说。

"如果你内心尊重她，行为适当，你妈妈会怎么样？"我启发他。

"会怎样？我想妈妈也许不会那么过分，毕竟她是爱我的。"孟强低头思考。

"你的意思是说，妈妈的有些过分的做法与你的态度和行为举止不适当有关？"我再次追问。

"是的，她一直认为别人都与她过不去、针对她。她绝对不允许我对她不敬，我必须听她的话，服从她。"孟强认真回答。

美国心理学家科胡特发明了"不含敌意的坚决"一词，他是在讲父母如何拒绝孩子的不合理要求，也包括孩子想与父母共生的动力，其意思是，父母坚决地拒绝孩子，但并无敌意。具体来讲，父母不会说，你是错的；也不会说，不要你了；更不会说，恨不得杀了你！

想脱离"听话哲学"的子女，也可用此策略应对父母：我不听话，并不意味着我恨你；也不意味着我不爱你；只是，我是我，你是你。一方面坚决地对父母的意志说不，另一方面对父母传递爱意。在尊重父母的前提下，有自己独立的思想与情感，同时，不以强烈的、粗鲁的、过分的行为激怒父母、反抗父母，甚至报复父母。但这个策略，估计只有很成熟的大孩子才能做到，对十几岁的青少年，这要求太高。所以，若想真正消除病态共生带来的家庭悲剧，父母必须觉醒。

第三招：有勇有谋，常秀"肌肉"

"请举个例子，说说你是如何让妈妈答应你的要求的，好吗？"我鼓励孟强。

"有一年学校举行元旦文艺晚会，我唱歌不错，很想上台表演。我知道，如果不经过妈妈的同意去表演，妈妈知道后肯定会大发雷霆。一个星期六，我做好一顿丰盛的晚餐等妈妈下班，还买了一个漂亮的小礼物送给她，并感谢她对我这么多年的养育和照顾。妈妈非常感动，抱着我哭了。后来，我向妈妈提出参加元旦晚会的要求并且说明这次晚会对我的重要性。妈妈就爽快地答应了，哈哈。"

"嗯，有勇有谋，有情有义。"我竖起大拇指。

"我家的房子比较破旧，老出各种各样的麻烦，把妈妈搞得焦头烂额。妈妈一直在考虑换个房子，她问我的意见。我就国内经济状况、房价走势、小区的品位、自家经济的承受能力各方面做了具体的分析，并对房子的地段、大小、小区等提出具体的意见。妈妈听了非常高兴，夸我有头脑、有眼光、会生活，的确是优秀人才，不辜负她辛辛苦苦的培养。"孟强扬扬自得，好不快活。

作为一个有责任、有担当的子女，在争取独立地位的过程中，既要看到父母的爱、焦虑与担心，也要勇于分担家庭生活中的日常事务。面对社会问题与家庭生活中的事务要表现出自己的成熟与独立，大胆发表自己的独立见解，让父母对你刮目相看，适应你的想法、情感与行为，看到你在家庭生活中的作用，给你腾出位置，让你成为有话语权、有行动权的"主人"。

第三十一计
美 人 计

　　此计出自《韩非子·内储说下》："遗人……女乐二人，以荣其意而乱其政。"说的是公元前 658 年，晋献公为灭虞国和虢国，先送虞公一批良马和美玉及美女两名。虞公贪婪，同意借道给晋国去攻打虢国。晋国灭掉虢国，回师途中，轻而易举地灭掉虞国，俘虏了虞公。"假道伐虢"是三十六计的第二十四计，但是这一计是在美人计的成功基础上实施的。《六韬·文伐》中说，对于直接用武力不能征服的敌国，应"养其乱臣以迷之，进美女淫声以惑之……"说的就是美人计。

　　美人计就是以美女诱人的计策，用漂亮的女子来诱惑敌方的首领或主要将领，让他们倒在温柔乡中；比喻利用人性弱点，想方设法磨灭敌人斗志，从而击败之。在心理危机干预中，美人计引申为心理辅导教师从人性出发，在合法、合理、合情的范围内，投其所好，满足来访者的心理需求，对症下药，以化解危机。

萎靡不振，也活下去

忧郁是一种情绪障碍，以情绪低落为主要特征，表现为闷闷不乐或悲痛欲绝，持续时间至少两周。另外，忧郁者对日常生活丧失兴趣，无愉快感；精力明显减退，无原因的持续疲乏感；自信心削弱或自卑，或有内疚感；失眠、早醒或睡眠过多；食欲不振，体重明显下降；有自杀或者自杀的想法或行为；注意力集中困难等。忧郁心境在一天中有较大波动，常以早上最重，然后逐渐减轻，到晚上最轻。

有一天，高中生吴勇（化名）来到我的工作室。他走路缓慢，步幅很小，一副弱不禁风的样子。他一脸疲惫，说话有气无力。在沙发上落座后，他就闭上双眼，一副爱理不理的样子。

"昨晚没有睡好吗？"我故意问。

"嗯。"他吐出一个字来。

"好像有点萎靡不振，烦躁？"我刺激他一下。

"烦躁？鬼才烦躁。"他不屑地说。

"哦，是提不起精神。"我故作恍然大悟。

"算你懂点事理。"他白了我一眼。

"要不咱俩拉个家常？"我笑了笑，双手递给他一杯水。

"没有什么好说的。我是孤魂野鬼，早已死人一个。"他喝了口水，长长地叹了口气。

"恭喜你！"我大声说。

"我都要死了，你还挖苦我！"他爆了粗口。

"我恭喜你是有理由的。"我淡淡一笑。"其一，你好好地坐在这里，说明你还活着；其二，你说自己是孤魂野鬼，说明你意识到自身问题的严重性，想改变目前的困境；其三，你对这个世界还有留恋，没有自杀！"我真诚地说。

"留恋？我留恋什么？"他的眼睛里似乎有点泪光。

"是啊，你留恋的是吃的、喝的、穿的、玩的，还是感情、金钱或者是你想得到但没有得到的东西？"我看着他的眼睛，眼神坚定而不游离。

"想吃的，都吃了；想喝的，都喝了；想穿的名牌，都有了；想玩的，已经索然无味了。钞票一直不缺，多了也没有什么意思。什么东西没有得到过？"他陷入思考，低下头。

过了好一会儿，他抬起头，眼睛里有了亮亮的泪花，"有，没有得到过女生的感情，我还没有好好谈过一场恋爱，不知道爱是什么滋味，不知道，不知道"。

终于找到切入点了，哈哈。

吴勇已经 20 岁，他感到情感空虚，他最想得到的是女生的真情实感，希望好好谈一场有情有义的恋爱。也许，燃起他的爱情之火，让他感受到人间的美好情感有助于他的生命力回归，促使他好好活下去，好好做人。于是，我用"美人计"帮助吴勇。

第一招：看意象，懂自己

要用好美人计，首先要让吴勇明确自己喜欢什么样的女生。于是，我请吴勇在长沙发上躺下来，深呼吸，放松身体，静下心来，闭上双眼开始想象。在我的引导语的作用之下，吴勇看到了一个意象：一个头像猫、身体像狮子的动物。吴勇说他很喜欢这个动物，看到她，心怦怦跳，这就是他要找的女友。

原来，吴勇要找的女友是既要有猫的灵性又要像狮子样能干的"御姐"。猫，白天慵懒，黏着主人；晚上活灵活现，魅力四射；传说，猫还有九条命，生命力特别旺盛。狮子是百兽之王，富有能量，特别能干。

第二招：学技巧，会交往

要谈一场成功的恋爱，除了找对人，自己要全身心投入，还要具备高情商，具体来说，就是要会交往，让对方心动、情动和行动，能够投桃报李，心有灵犀一点通。

吴勇从来没有好好谈过恋爱，也没有恋爱经验。在我的指导语的作用下，吴勇怀着极大的兴趣学习如何接近猫头狮身动物，如何与它说话，如何向它示好，如何送它礼物，如何尊重它，如何呵护它，如何与它有身体接触，如何表白感情等。

意象活动结束，吴勇一脸兴奋，喜笑颜开，连声说，"有趣，太有意思了！"与刚来时相比较，简直判若两人。

第三招：有约定，促成长

为了巩固辅导成果，让吴勇能够自助成长，有勇气、有毅力、有恒心坚持与忧郁做斗争，我与吴勇做了四点约定。

（1）坚持每天做一次想象，让心爱的女生的印象越来越清晰，铭刻在心。除了教会他方法，我还告诉他注意事项。

（2）每天打理好自己，让自己光彩照人。不要过度打扰喜欢的女生，要用魅力吸引人；不要向喜欢的女生急于表白，爱情需要耐心等待，水到渠成。

（3）到学校要好好学习，尽可能提高学习成绩，让别人欣赏他。

（4）多多与人友善交往，结交几个能够推心置腹的朋友；心情不好时，能够与好友倾诉。

吴勇满口答应，并且调皮地伸出右手的大拇指和小指与我做"拉钩上吊，一百年不许变"的盖印游戏。

第四招：找资源，有支持

为了帮助吴勇有勇气、有恒心、有毅力地战胜忧郁，我约见了他的父母和班主任老师，就吴勇的问题与他们展开坦诚的沟通与交流，就帮助吴勇重新鼓起生活的勇气、重新找到生命的乐趣进行深入的讨论。

与吴勇父母约定以下三项。

（1）对于吴勇的行为表现不打骂、不训斥、不讲大道理，尽量理解。

（2）每天找到吴勇的两个具体的优点，并且真诚鼓励。

（3）参与吴勇感兴趣的活动，譬如与他一起打篮球，分享他的快乐。

与班主任老师约定以下三项。

（1）与吴勇同班同学事先做个沟通，允许吴勇有一些与其他同学不一般的"特权"，例如课外更多的"话语权"。

（2）要求同学们不歧视吴勇，给予他更多的温暖，一旦吴勇有事求助，尽可能帮助他。

（3）要求同班女同学与吴勇交往要做到举止得体，有礼有节，不要用负面的言语和行为刺激他。

对于忧郁者，我们要给他创设一种温馨又和谐的心理氛围，经常以新鲜而带有积极意义的语言温暖他，不断增强其战胜疾病的信心、勇气和意志，让他不断体验到人世间的温情、生活的美好和生命的价值与意义。

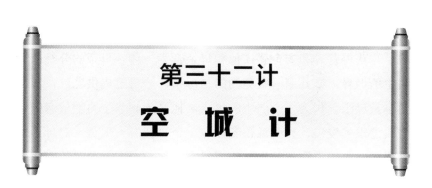

第三十二计
空 城 计

本计名见于《三国志·蜀志·诸葛亮传》：诸葛亮率领万名将士留守阳平，司马懿率领 20 万大军前来攻打。诸葛亮深知已无援军能够前来救援，但他从容不迫，命令军士偃旗息鼓，不准随便出帐营；又令人打开城门，叫几个老人在街道上打扫。司马懿知道诸葛亮向来十分谨慎稳重，此时见城中毫无声响，疑有伏兵，便带领大军离开阳平。后来，司马懿知道诸葛亮摆的是空城计，后悔不已。

空城计原意是指在敌众我寡的情况下，缺乏兵备而故意示意人以不设兵备，造成敌方错觉，从而惊退敌军之事；后泛指虚张声势、迷惑对方的策略。在心理危机干预中，面对难以确定的心理问题，空城计引申为心理辅导教师以退为进，一退再退，反复试"水"，找到来访者问题的症结，对症下药。

恋母情结，病发身体

　　孩子的一生是从母体分离开始，由一元世界到二元世界，再到三元世界，继而面向社会，逐渐走向独立的过程。都说母子连心，怀胎十月，胎儿在母亲的子宫获得营养和安全感，他和母亲合为一体。母亲的分娩让婴儿来到这个陌生的世界，婴儿第一眼见到的是母亲，给自己提供乳汁，与自己亲密互动的也是母亲。作为一个弱小的生命，他必须倾尽全力地依恋妈妈。随着婴儿自我意识的发展，婴儿意识到还有一个"我"。但是，对母亲的渴望依然非常强烈，"霸道"地认为，妈妈只属于他一个人，此时的家庭关系进入二元世界。父亲虽然出现在孩子的生活中，但只是个背景。3 岁以后，孩子发现或意识到，家里除了妈妈，还有一个爸爸。妈妈不属于他一个人，还属于另一个比自己更有力量、更权威的男人，此时的家庭关系进入三元世界。孩子不得不面对强大的爸爸，争夺妈妈，要赢回妈妈全部的爱。这就是恋母情结。

　　恋母情结是指人的一种心理倾向，喜欢和母亲在一起的感觉。恋母情结并非爱情，而大多产生于对母亲的一种欣赏敬仰，无论到多大年纪，在心理上与母亲还没有"断乳"的生活状态。在儿童幼年时，小男孩渴望得到母亲全部的爱，把父亲排除在外，或与父亲竞争母亲的爱。这种情形在生活中有时可以明显观察到。比如，有的小男孩会跑到父母中间把父母分开，或者对妈妈说："妈妈，你只爱我一个人好吗？"这对3～4岁或6～7岁的孩子来说，只是一种儿童式的无意识幻想，因此它是一种正常的心理状态。如果父母能够给予合适的回应，孩子就能够顺利地度过这一时期，到了青春期就会喜欢同龄的异性，为将来的恋爱结婚打下健康的基础。如果在这一心理发育期，父母的回应是失败甚至是伤害性的，这种情结就无法完成，儿童的恋母情结就会受阻，停滞在某一个阶段，到了该恋爱结婚的年龄，被这种情结所困而无法建立亲密关系，如现在的恐婚症、超龄剩男、离婚上瘾的人，其中很多人就是因为恋母情结在起作用。

李柔（化名）是一名初一男生，看上去个子较高，身材偏瘦；说起话来，声音轻柔，有点腼腆。父亲工作很忙，常常不在家，在家也很少陪伴他。妈妈是一个小学老师，生活上对他精心照顾，吃鱼时会把骨头、鱼刺都事先剔除，更不用他做一丁点家务，对他的唯一要求就是好好学习；李柔读小学，妈妈就当了他六年的班主任；父亲出差在外，李柔就会和妈妈同睡一张床，并且要抱着妈妈睡。李柔要读初中了，父母考虑再三，把他送到外地一所寄宿制学校就读。去该校就读的第一周，李柔愉快前往；第二周回校时，李柔就一脸愁容，磨磨蹭蹭，一副不情愿回校的样子；第三周回校时，李柔一坐上车就说身体不舒服，但父母坚持送他回校。小车一到校门口，李柔死活不肯下车，直喊肚子疼，并且头冒冷汗。父母被吓坏了，赶忙送他到医院就医，做了各种检查、化验，结果是身体没有任何器质性毛病；接下来几周，类似的事件都会发生。父母无可奈何，带他跑了几个城市的大医院，看的都是专家医生，医生诊断结果完全一样——身体健康！

我与李柔沟通后的初步判断是，他的心理年龄低于生理年龄，心理上还没有"断乳"，有恋母情结。如何辅导李柔？

我用空城计作为辅导策略，帮助李柔。

第一招：退避三舍，让其倾诉

"你肚子疼，是真的身体有毛病吗？"我"打出第一枪"。

"我，我也不知道，就是，就是觉得很难受。"李柔支支吾吾。

"你不想去学校读书，有原因吧？"我退了一步。

"学校是我喜欢的，老师也喜欢，同学也喜欢。"李柔认真回答。

"嗯，是家里的一些事情让你担心？"我又退了一步。

"嗯，好像是这个原因，我在学校总觉得有不好的事情要发生。"李柔点了点头。

"和我说说你的妈妈，可以吗？"我再退了一步。

"妈妈是好妈妈，天下最好的。我小时候身体很不好，经常半夜三更突然发高烧，妈妈马上会送我去医院。有一次下大雪，我病了，爸爸出差不在家，妈妈就背着我冒着大雪去医院，一路上摔了好多次，妈妈在摔倒之前都

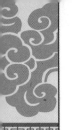

先护着我，自己摔坏了手脚，我都哭了。爸爸的脾气不好，一有事情就会控制不了自己的情绪，对妈妈大喊大叫，有时甚至会打妈妈，爸爸不好，我为妈妈感到委屈，要保护妈妈。我在外地上学，夜自修一结束，就会非常想妈妈，担心妈妈一个人在家会不会遇上不好的事情，经常失眠，做噩梦，梦见小偷溜进我家，欺负妈妈，我都会哭醒。唉，妈妈好苦，我真不放心。呜呜……"李柔放声大哭，一把眼泪，一把鼻涕。

有恋母情结的青春期孩子有一种天生的"英雄情结"，会杜撰出各种各样的"母亲遇难"的故事，想象母亲处于一个危险的境地，自己是一个无所不能的"英雄"去拯救母亲；其实，他会发现他自己是软弱无能的，根本无法保护母亲，于是他就会焦虑不安，用"生病"表达他不想远离母亲的意愿。

第二招：腾出时空，促其长大

"请问你在家还和妈妈同睡一张床吗？"我看着他的眼睛。

"嗯，读小学开始，我就有自己的房间，一个人单睡。可是，我很怕一个人睡，经常做与妖魔鬼怪有关的梦，被吓得哇哇大哭。妈妈也被吓坏，会哄我好长时间。爸爸一出差，妈妈就让我和她一起睡，我就抱着妈妈睡，睡得很安心，不会做噩梦。妈妈也说，和我一起睡她也很安心，有被保护的感觉，嘻嘻。"李柔笑了。

"请问你是妈妈的什么人？"我轻声问。

"我，我是儿子吧。"李柔眼神中有疑问。

"今年你几岁了？"我没有正面回应他，接着问他。

"嗯，14岁了。"李柔眨了眨眼睛。

"妈妈应该与谁睡一张床？"我"打一枪"换一个地方。

"嗯，应该是爸爸和妈妈一起睡。"李柔想了想。

"你想取代爸爸？"我追问。

"可以吗？我要想一想。"李柔陷入沉思。

"你可以自评一下，心理年龄几岁？"我又换了话题。

"心理年龄？嗯，大概8岁或者9岁。"李柔想了好一会儿。

"你的生理年龄是14岁，心理年龄是8岁或9岁。你看看差距是几岁。你想长大成熟起来吗？"我一针见血。

"老师，我想长大。怎么样才能成熟起来？"李柔急切地问。

"妈妈有妈妈的生活，你有你必须做的事情，你明白吗？"我启发他。

"我该回学校好好学习，是吗？"李柔征求我的意见。

"让爸爸做妈妈的丈夫，你做妈妈的儿子，各归其位，不能错位！"我大声说。

"哦，爸爸是妈妈的丈夫，我是妈妈的儿子，不能错位！"李柔大声复述。

孩子自然的心理发展过程应当是：男孩承认自己是儿子，不是也不可能成为妈妈的丈夫，然后向父亲学习以实现对男性的认同，从而具备男性的性别意识，正确理解家庭中的"三角关系"。此时，父亲这个角色就能发挥积极的功能，促进男孩的心理成熟。

第三招：放空心灵，确定身份

我让李柔闭上双眼，在深呼吸中放松身体，放空心灵，开始冥想。慢慢地，在我的引领下，李柔来到一片空旷的原野，看见在一棵高高的大树上有一个鸟巢，鸟巢里有一只鸟妈妈、一只鸟爸爸和一只羽翼丰满的小鸟。鸟妈妈和鸟爸爸除了精心喂养小鸟外，还非常耐心地教它飞翔和捕食的本领，终于小鸟长大了，变成一只雄鹰飞离鸟巢，翱翔在天空中……我让李柔把雄鹰放在心中，回到现实中来。

李柔开心大笑，充满活力。他说，刚才看见的三只鸟就是他一家三口，他就是那只翱翔在天空中的雄鹰！

恋母情结的本质是相似和互补。以男孩为例，他与父亲同性，所以相似，而相似引起认同，使男孩以父亲为榜样，向父亲学习，模仿父亲，把父亲的心理特点和品质吸纳进来，成为自己的心理特征的一部分；男孩与母亲不同性，两性可以互补，取长补短，相依为命，这就是恋爱或异性爱。于是，男孩与自己的父母形成了最基本的人际关系，这种人际关系可以用"恋母仿父"来概括。恋母和仿父常常相互促进。父亲爱母亲，而男孩模仿父亲，他就会越来越爱母亲；母亲爱父亲，男孩为了获得母亲的欢心，必须让自己越来越像父亲。如此，男孩就会长大成熟，一步步成为有力量的男人。

第三十三计
反 间 计

　　《孙子兵法·用间篇》："反间者，因其敌间用之。"意思是说，反间这种计谋，就是利用或收买敌方派来的间谍，使其为我所用。中国另一部兵法《长短经·五间》说道："陈平以纵反间于楚军，间范增，楚王疑之，此用反间者。"可见，反间计很早就运用于军事、政治斗争了。

　　反间计原意是使敌人的间谍为我所用，或使敌人获取假情报而有利于我的计策；后来是指用计谋离间敌人，以分化之，从而解决问题。在心理危机干预中，反间计引申为心理辅导教师看到来访者身陷于病态关系中，想方设法打破这种病态关系，促使来访者建立正常的、良好的关系，从而化解心理危机。

病态共生，何以分离

生物学上的共生关系是指不同个体之间形成的互利寄生关系，而人与人之间的共生关系就是个体关系界限的模糊，对应在亲子关系中，父母和孩子对彼此表现出的过度依恋，离不开对方等都是共生的体现。亲子关系中父母往往处于"力量"上风，作为权威的存在更容易让孩子产生依恋感。而内心柔软的女性也很容易对孩子产生依恋，亲子共生会使孩子在成长中出现某种心理或行为上的问题。

共生关系分为两种情况。一种是正常的共生关系，婴儿在 0~6 个月的时候与妈妈之间的关系就是典型的共生关系，这时候的亲子依恋是正常的生存需求；另一种是病态共生关系。病态共生一方面表现为孩子离不开父母迟迟不愿独立，拒绝长大，躲在父母保护下；另一方面一些家长也存在对孩子的依恋，剥夺孩子的天性和自主权利，用掌控来强化这段共生关系。

病态共生对孩子的成长影响体现在外在和心理等多方面，而来自父母的过度依恋会让孩子倍感压力，顾前想后看似是关怀，其实是在一点点扼杀孩子独立思考和独立行动的能力。

吴鱼（化名）是某高中三年级的学生，其上学的景象简直是"前呼后拥"。每天早晨，他年逾六旬的奶奶都会为他背上沉重的书包，走在前面；他的妈妈则拿着他喜欢吃的各种食品，跟在他后面，随时听从他的吩咐。如果吴鱼说不想去学校，一家人马上着急起来，爸爸妈妈立即用各种好话哄他，承诺给他买他喜欢的各种玩具；爷爷奶奶会烧各种好吃的"犒劳"他，讨他开心。一家人以他的高兴为快乐，以他的心情为天气，围着他转，生怕他有什么不舒服。吴鱼常说的一句话是，"你们都要听我的，否则我就不读书！"有好几次，由于要求一时没有得到满足，吴鱼就用小刀刺伤自己；有一次，吴鱼甚至从三楼往下跳，摔断了双腿，在医院住了很长时间。

面对如此的病态共生关系，反间计值得尝试。

反间计要消灭的"敌人"是父母长辈与孩子间的病态共生关系，要建立一种父母长辈就是父母长辈、孩子就是孩子的各有各的存在感的独立关系。

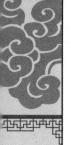

第一招："离间"父母，树大分权

《终身成长词典》词条"184：独立"中说：物质上啃老、精神上未断奶，都是不独立的表现。吴鱼家病态共生关系的形成是有根源的，吴鱼的爷爷奶奶是这种病态关系之根。吴鱼的爷爷奶奶向来认为儿子是他们生命的一部分，身体上不能与他们分离；想法上也必须与他们相同。儿子即使是娶妻生子也是儿子，不能离开他们，否则就是不孝顺。由此，一家三代人都居住在一个套房里，虽然在同一个小区早已购买了新房；孙子是吴家血统的继承人，孙子的教育必须由他们负责。孙子必须吃好的、喝好的、玩好的，不能让他吃任何的苦、受任何的罪。孙子必须被宠爱！

我问吴鱼的父母，"你们长大成熟的标志是什么？"

"我结婚有了儿子。"吴鱼的父亲看了看妻子。

"你有决定家庭事务的权利吗？"我又问。

"没有，都是公公婆婆说了算。"吴鱼的妈妈小声说。

"谁在教育吴鱼？"我再问。

"儿子生下来后一直由公公婆婆照顾，儿子读书的事情也全部由他们做主，我们必须与他们保持一致，不能有其他的意见。"吴鱼的妈妈红着眼睛说。

"你觉得自己是合格父亲吗？"我看着吴鱼的父亲。

"我至多算是一个听话的儿子，我不知道父亲是什么，要负什么责任。我什么事情都是听父母的，由他们决定。"吴鱼父亲的眼睛也红红的，真的像一个充满委屈的孩子。

"树大分权，儿子大了要分家。这句话你们听说过吗？"我真诚地说。

"我知道这句话。可是，没有父母照顾，恐怕我们自己生活都不能自理。不瞒你说，我俩连做饭都不会。"吴鱼父亲不好意思地低下头。

"我想分家单过。再这样下去，我们委屈一辈子，儿子也要被毁了！老公，我会学做饭的，我好想有一个自己的家，有我们自己的生活，不想儿子就这样生活下去……"吴鱼的妈妈说着，放声大哭。

第二招："离间"儿子，学习分离

很多父母反对孩子离开自己的身边，是因为他们把孩子当成了自己的一部分，同时由于这些父母缺乏自我存在感，觉得孩子离开身边就失去自我，他们在追求一种"我就是你，你就是我"的幻觉。

孩子要长大成熟，必须追求"自我存在感"，不要把"存在感"寄托在别人的身上，自己要有自己的目标与追求。

吴鱼的问题不是认知出了问题，而是潜意识被控制与固化。于是，我引导吴鱼闭上眼睛，放松身体，放空心灵，开始冥想。在想象中，吴鱼慢慢地在一个房子里看见一个铁笼子，铁笼子里关着一只狗头狼身的怪兽，这只怪兽躺在一张舒舒服服的床上，眼睛似乎睁开又似乎闭着，一副有气无力的样子。当怪兽发脾气时，它就像狼一样嗷叫着；当它要吃东西时，就像狗一样摇着尾巴。怪兽吃了睡，睡醒了吃，一天到晚无所事事。怪兽的身体越来越胖，可是，对它来说，站立都是问题。怪兽虽然想离开铁笼子，但是它不敢离开铁笼子半步，它也不知道自己究竟怕什么……

吴鱼被唤醒后，哭了。他说怪兽就是他，他就是被关在铁笼子里的怪兽！他不能再这样下去了，否则，他一辈子都被毁了，根本没有未来，不会有幸福！

第三招：放心放手，成长不代替

孩子的成长就像大树的长成。一圈一圈的年轮，都是不同的年龄阶段，都有其需要面对的问题、学习的内容、经历的过程。

1. 放心：不用形影相随

上天给我们一个任务，让我们牵着一只蜗牛去散步，孩子像蜗牛一样晃晃悠悠，且走且成长。我们需要付出的，是爱与陪伴，但是指引并非形影相随，教育并非代替他行走，我们不必完全奉献自我，更无须寸步不离。相较于影子般的伴随，成为彼此病态的共同体，孩子更需要的是一个懂界限、知

进退、不急不躁、学会放手的父母。

孩子需要时，扮演好父母的角色，以身作则，让孩子在你身边学会为人处世；孩子独立时，温柔地放手，得体地退出，天高任鸟飞，只要让他知道你爱他。

2. 放手：给孩子多一些留白

人们总说孩子就像一张白纸，却很少有人意识到，身为父母的我们，需要做的不是大肆泼墨，而恰恰是该给孩子多一些留白，让他们自由发挥。这人生的留白里，没有你的思想、你的意志、你的过分干预，却又在不经意间让孩子知道怎样和自己相处、和别人相处、和自然相处，让我们的孩子带着爱，更加从容地长大、成人。我们常说对孩子是永远放不开的爱和牵挂，但其实"最好的疼爱，是放开手"。

那些事事代劳、从不教孩子独立的父母，才是最无知最残忍的。

网上有这样一句话：8 岁时你没教他系鞋带，20 岁时他的确学会了；但20 岁明明已经应该打工赚钱养自己了，他却只学会了系鞋带。不管如何，共生关系都不应该长期持续，在孩子长大的过程中，共生关系只能是短暂过渡，最终给双方安全感和舒适感的还是正常的亲子关系。

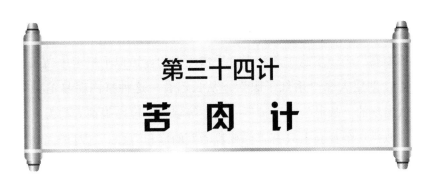

第三十四计

苦 肉 计

　　本计出自《吴越春秋》卷二《合庐内传·第四》：要离自愿断右臂，取得吴王僚的儿子庆忌的信任，得以接近庆忌，最后杀死庆忌，为吴王阖闾除去一大障碍。《三国演义》里"周瑜打黄盖，一个愿打一个愿挨"的故事也是"苦肉计"的成功范例。

　　苦肉计原意是指故意毁伤身体以骗取对方信任，从而进行反间的计谋；比喻顺应着对方那柔弱的性情以达到其他目的。在心理危机干预中，苦肉计引申为心理辅导教师"自甘堕落"来"曲意逢迎"来访者的意愿，获取来访者的认同与信任，以建立良好的咨访关系，适时疏导和引导，化解来访者的心理危机。

恶性竞争，你死我活

上了高三，师生都面临巨大的升学压力，适时给学生"打打鸡血"以激发斗志无可厚非。但每年高考季"血腥标语"都层出不穷，什么"吃苦受累，视死如归"……这些"悲壮得近乎惨烈"的标语似乎把考生当成了"考场战士"，期望大家"杀红了眼"。从长远看，这种氛围明显渲染得过重了。动辄出现的"战胜""干掉""死"等字眼，过度强调人与人之间的竞争关系，似乎这个社会上只有"你死我活"的零和博弈。这对于尚处价值观形成期的学生来说，绝非福音。

"血腥标语"不是无源之水。透过恶狠狠的字眼，我们能感受到教育中的"唯分数""唯考试"之可怕。实际上，在激励考生与人文关怀之间，还是存在某种平衡的。比如，2015 年广西某高三教室中出现了这样一条"暖心标语"："2015 一半是高三、一半是大一。充满希望，布满荆棘，只有一条路不能选择——放弃。有一条路不能拒绝——成长。2015 我们志在必得。"像这样的标语既能激励寒窗苦读的高考学子坚持下去，也能让考生以一颗平常心迎接即将到来的考试。孰优孰劣，一目了然。毕竟，除了冷冰冰的分数，教育还有更重要的任务：培养一个拥有健全人格的人。

朱凤（化名）是某重点中学高三学生。初中升高中时，朱凤与她表妹以一分之差的分数考入该重点高中，被分到不同班级，成绩在班级排名中都是居后。高三第一学期结束后，朱凤的学习成绩已经进入班级前十名。春节期间，凡是客人上门，朱凤的妈妈都要向人炫耀女儿，说女儿很优秀，是班里的学习尖子，肯定能够考上名牌大学。一天，朱凤的表妹来拜年，朱凤的妈妈又大夸特夸女儿，然后以鄙夷的眼神看着外甥女，问她考了多少分。朱凤的表妹微微一笑，说她在年级里排名第八。朱凤的妈妈一下子脸色大变，阴云密布，开口大骂朱凤无能。朱凤又羞又恨，恨表妹居然超过她，让她丢尽脸面。自此后，朱凤对表妹恨得咬牙切齿的，发誓要搞死表妹。

面对因为恶性竞争心理而几乎丧失理智的朱凤，我用苦肉计来化解她的心理危机。

第一招：曲意逢迎，欲擒故纵

"看你心情不爽的样子，可以说说你的烦恼吗？"我的眼神中充满关切。

"我活得好累，一天到晚有做不完的作业，考不完的试，每天累得像只狗，唉……"朱凤长长地叹了口气。

"嗯，高三了，学习压力好大。"我表示认可。

"时时刻刻都是竞争！早上眼睛一睁开，就想着考试分数；睡觉了，还在想成绩和排名。好害怕丢分，好害怕名次掉下去，唉……"朱凤又长叹一声。

"学习有退步？"我再问。

"也不是退步，是有起伏。人比人气死人，凭什么她的成绩比我好？中考我还比她高一分，哼！"朱凤愤愤不平。

"嗯，与人比较是会心情不好。"我表示理解，"你是与谁比较？"

"我表妹！要长相没长相，要钱没有钱，人也不比我聪明，她凭什么成绩比我好？居然爬到我头上耀武扬威，我恨死她了！"朱凤咬牙切齿。

"嗯，她各方面都不如你，凭什么让你丢尽脸面？！"我一副义愤填膺的样子。

"就是，我是表姐，她必须比我差！"朱凤两眼冒火。

"对，她太没有大小了！做妹妹的只能做姐姐的跟班，什么事情都要让着姐姐！"我大声说。

"我是班级前十名，她居然是年级第八名！气死人了！只要想到这件事，我就胸闷气闭，气不打一处来，老娘要被活活气死！克星，克星！"朱凤一副要发疯的样子。

"她太不识相了！灭了她！"我也是一副要发疯的样子。

"对，灭了她！灭了她！"朱凤简直是歇斯底里。

"对！灭了她，你就天下无对手了！"我也是歇斯底里的样子。

朱凤瞪着眼睛，呆呆地看着我。过了好一会儿，慢慢地，她的脸部表情有所缓和，似乎有点吃惊。

"老师，你支持我灭了她？"朱凤降低了声音。

"嗯，你都要发疯了，我当然支持你！"我说得斩钉截铁。

"真的可以灭了她？用什么方法灭了她？"朱凤若有所思，自言自语。

欲取先予，面对这个已几近失去理智的来访者，一个有经验的心理辅导教师首先要让来访者看到你对她的情感的"认同"和"支持"，让她觉得你是她的"自己人"，能够打开心扉走进她的内心世界。而要做她的"自己人"，心理辅导教师首先要放下自己的"教师"身份，"自甘堕落"，与她"一起闹""一起疯"。甚至，有时候，心理辅导教师的言行可以比来访者更加"疯狂"。"牺牲"教师的光辉形象，换取来访者的信任，是苦肉计成功的第一要素。

第二招：抽丝剥茧，因势利导

"你是什么时候与表妹开始较量的？"我不急不躁。

"不是较量，是竞争，你听清楚！"朱凤吼了起来。

"嗯，是竞争。说一说发生了什么事情，好吗？"我没有脾气的样子。

"我已经是班级前十名了，经常受到老师的表扬，成为同学的榜样了！她居然是年级第八名！简直就是要把我活活气死！"朱凤又是一副要发疯的样子。

"你的学习成绩不错，肯定能够考个好大学。"我笑了笑。

"好个鸟！她要是考上北京大学，我考上浙江大学，我在亲戚朋友面前肯定抬不起头，到那时我只剩下跳楼一条路！克星，我恨死她，我要干掉她！杀了她！"朱凤霍然而立，面目狰狞。

"放松，放松。你先喝口水。"我递给朱凤一杯水，示意她坐下。

"来，我们捋一捋思路。"看她平静了一些，我说，"年级前八名她一个人全包了吗？"

"老师，你傻不傻？她一个人怎么会把前八名全包了，她是第八名而已。"朱凤一副鄙夷的表情。

"哦，那就是说，她前面还有 7 名学霸，是吗？"我故作糊涂。

"当然，前面 7 名学霸更厉害！"朱凤大声说，有点幸灾乐祸。

"你恨那 7 名学霸吗？"我"天真"地问。

"我不恨他们，我为他们骄傲！他们就是压在她头上的七座大山，压死她！"朱凤气势汹汹。

"你为什么就要和表妹过不去？"我直接发难。

"因为我是表姐！她要超过我，就是不尊重我，就是侮辱我，就是我的敌人！我一定要灭了她！"朱凤攥紧两只拳头。

"你班里有个同学也想灭了你，你挡了他的道，你知道吗？"我用挑衅的眼神看着她。

"不会的，班里同学都和我好。"朱凤不相信地摇摇头。

"没有同学会做你的朋友！自己的表妹都要灭了的人，谁也不会与她做朋友的！"我语气坚定，不容置疑。

"不会的，不会的。"朱凤有气无力。

"居心叵测的人，心如蛇蝎的人，根本不会有朋友！"我说得斩钉截铁。

"怎么办？怎么办？我该怎么办？"朱凤陷入痛苦的沉思中。

如果我们把升学作为教育的"唯一"目的，从小给孩子灌输"人生就是考试一条道，学习的目的就是考高分、争名次、升大学，否则没有了前途，甚至没有了尊严，没有了意义"，那么，孩子就会陷入恶性竞争的泥潭里，没有了人性，没有了亲情，没有了友情，沦落为残酷的"考试绞杀机"。

第三招：看清自我，改邪归正

我让朱凤闭上双眼，引导她在呼吸中放松身体、放空心灵。慢慢地，朱凤在想象中看见一只又脏又臭的芦花鸡蜷缩在一堆垃圾中，已经病得奄奄一息。她说这只芦花鸡好可怜，然后眼泪唰唰流。我引导她把芦花鸡抱到一个湖泊里，并用清澈而甘甜的湖水为芦花鸡洗了个澡。一洗干净，芦花鸡一抖身子，一瞬间化身为一只雪白的天鹅。就在这时候，一只洁白的天鹅从不远处飞来，引吭高歌。于是，美丽的湖面上，两只白天鹅翩翩起舞，引来许多

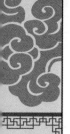

飞鸟加入欢快的聚会……

我让朱凤带着这美好的画面回到现实中来。

"你觉得芦花鸡象征谁？"我笑着问。

"是我，一个又脏又臭的我，一个病入膏肓的我。"朱凤哭着说。

"怎么会是你？"我又问。

"因为我老想害人，老想干掉表妹，真是脚底流脓、头顶长疮，坏透了。"朱凤羞愧地低下头。

"芦花鸡是如何变成天鹅的？"我继续问。

"在清水里洗干净了。一个人只有心地善良才会成为万人喜欢的白天鹅！"朱凤抬起泪盈盈的双眼。

"另一只白天鹅是谁？"我开心地问。

"另一只白天鹅是我表妹，我要和她比翼齐飞，飞向蓝天！"朱凤声音洪亮。

正如一棵树摇动另一棵树，一朵云推动另一朵云，教育是一个灵魂唤醒另一个灵魂。

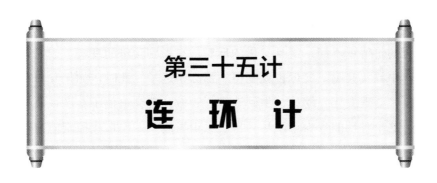

第三十五计
连 环 计

    本计名见于《元曲选》中《锦云堂暗定连环计》杂剧。《三国演义》第八回也有"王司徒巧使连环计"。《兵法圆机·迭》说："大凡用计者，非一计之可孤行……百计迭出，算无遗策，虽智将强敌，可立制也。"

    连环计原指计中有计，多计并用，计计相连的破敌之法。后来连环计用以指一组环环相扣、互相呼应的克敌制胜的计策。在心理危机干预中，连环计被引申为环环相扣的化解来访者心理问题的一系列策略。

青春逆反，喜忧参半

　　到了青春期，随着接触范围的扩大，知识的增加，内心世界的丰富，青少年的自我意识觉醒并开始独立，逐步形成了自己的价值观。这种价值观有时与父母的价值观不同，遭到父母的反对，得不到父母的理解。于是青少年就在同伴中寻找共鸣，父母也就变得不那么亲近了。此时，如果父母不了解子女的这种心理变化，简单、生硬地进行管教，就会迫使子女产生反抗情绪和行为。这个时期的青少年，尽管自我意识发展了，但自我控制能力还差，常会无意识地违反纪律。他们喜欢与人争论，但常论据不足；喜欢怀疑，却又缺乏科学依据；喜欢发现问题，但又判断不准；喜欢批评别人，却又容易片面。

　　父母管教子女往往有两种心理状态：一是把子女看成私有财产，对子女具有绝对权威；二是父母将子女看成自我理想的再现，希望子女能实现自己想实现但没有实现的理想。因此，父母把自己的理想、自己的生活经验灌输给子女，企图让子女按他们的设想去生活。

　　父母要管教，子女要独立。于是，矛盾必然产生，反抗行为在所难免。子女的反抗形式多种多样，有的不与父母交谈，有的与父母阳奉阴违，有的离家出走，甚至走上犯罪道路。

　　李女士的儿子朱明（化名），14岁。朱明上中学以后，李女士发现儿子越来越难管教了。每天晚上放学回家吃完饭，朱明就拿着电视遥控器不撒手，李女士催他做作业，他还嫌烦。朱明说："我自己安排，别干涉我的自由。"屋子乱七八糟，朱明也不收拾；头发长了，朱明也不剪，还染成了亮黄色。对于儿子的种种"劣迹"，李女士经常在饭桌上数落，要求他立即改正。但是，李女士刚刚说了一半，朱明就放下筷子摔门回屋去了。李女士的丈夫经常出差在外，对儿子的状况了解不多。一次，听了李女士的抱怨，朱先生狠狠训了儿子一通。朱明据理力争，朱先生一生气就动手打了儿子几巴掌。朱明一气之下就离家出走，一周之后才被找到。此后两个多月，儿子和爸爸一句话也不说，和李女士也几乎是零沟通。李女士还发现儿子有自残行为，左手手臂上有好几处刀疤。

焦急万分又痛苦不堪的李女士"押"着朱明来到我的工作室。

面对着"你要他朝东，他偏朝西；你要他朝西，他偏朝东"的朱明，以及朱明与父母之间糟糕的亲子关系，我采用了"连环计"。

第一招：避其锋芒，连接心灵

朱明一进工作室，一屁股重重地坐上沙发，跷起二郎腿。

"我不是神经病，不需要心理咨询！"朱明吼道。

"嗯，情绪不小。"我微微一笑。

"他们不像父母，要做咨询的是他们！"朱明对母亲横眉冷对。

"嗯，好大的意见。"我又微微一笑。

"别指望我听话，我不是三岁小孩了！"朱明脸色铁青。

"嗯，有自己的想法，好。"我点了点头。

朱明看了看我的眼神，脸部表情有所缓和。

"一天到晚只会唠唠叨叨，我受不了！"朱明眼神中有怨气。

"是的，要好好说话。"我又点点头。

朱明再次看了看我的眼神，放下了二郎腿。

"别以为打人就是教育，打人是没有教养的表现！"朱明一字一句地说。

"是的，动粗只会让关系恶化。"我再次点点头。

我看了看朱明的母亲，她低着头，若有所思。我再看了看朱明，发现他的呼吸已经平和下来，没有刚进工作室时的愤怒了。我朝朱明笑了笑，朱明也朝我微微一笑。

第二招：打开心扉，坦诚沟通

我给朱明母子各敬上一杯茶。朱明品了一口，说："真香，好茶！"我接着说："要泡出好茶，水要好，茶叶也要好，二者缺一不可。"然后，我看了看他们母子俩，笑着说："关系要和谐，要互相信任，好好沟通。"

"老师，她就是怀疑我！我无论做什么事情，她都要否定！"朱明又来气了。

"哦，可以举个例子吗？"我淡淡地说。

"我爱照镜子，她就说我臭美，把大好的时光浪费在穿着打扮上，一天到晚不学好，再这样下去肯定会变成小混混。照镜子有什么错？我是希望自己每天有精神，有自信。你知道吗？看见自己超帅的样子，我很开心，觉得自己有魅力，同学、老师都会喜欢我。我觉得学习有劲头，生命有活力！"朱明大声说。

"嗯，你在学自我形象管理。朱明妈妈，你是怎么看的？"我没有明确表达态度。

"他的主要任务是学习，一天到晚讲究穿着打扮肯定会影响学习。你看看他这头发像什么样子，花里胡哨的，男不男、女不女的，我看着都难受。"李女士一脸不满。

"这都是你害的！一天到晚唠唠叨叨，没有清静的时候。家不像家，冷冰冰的，一点温度都没有。黄阿姨才是好妈妈，和杜新有说有笑，打打闹闹。你看你，一天到晚拉长个脸，好像谁都欠你钱似的！"朱明一点面子都不给。

"你还好意思说我？！你看看人家杜新，学习优秀，班里排名第一；对人有礼貌，谁都喜欢他。你呢？论学习，你在班里中游居下；你还时不时违反纪律，我一接老师的电话就害怕。你一点都不让我省心！"李女士反唇相讥。

"你就看不到我的优点。我能歌善舞，是校园十大歌手；我擅长篮球，是灌篮高手，一场球打下来能得 20 多分；我书法漂亮，有许多同学要我签名。你就知道分数和排名，根本没有把我看在眼里，也不知道我要什么。唉……"朱明长叹一口气。

"你要什么？你不就是觉得妈妈管你太严，你没有自由吗？妈妈当然看得见你的优点，但是妈妈很担心，学习成绩不好，你以后就考不上好的大学，找不到好的工作，没有好的生活！妈妈累死累活就是希望你过上好的生活，给老朱家长个脸，也让妈妈骄傲一回！"李女士满腹委屈。

……

母子俩唇枪舌剑，你来我往，把积压在心里的种种委屈、不满、怨气、愤怒、懊恼等不良情绪都宣泄出来，打破冻结在心头的坚冰，给双方接下去的顺畅交流做好了心理准备。

第三招：换位思考，运用"我信息"

情绪 ABC 理论认为：A 是引发我们情绪的事件，B 是我们的信念或是对事情的诠释，C 就是结果，即我们的负面情绪。通常，当我们不喜欢 C 的时候，都会去找 A 的碴儿，尤其是与造成 A 有关的人。所以我们每天疲于奔命，一直在处理、沟通、协调 A 以及与 A 相关的人、事、物。可是我们不知道，B 是我们唯一可以完全掌控和改变的因素，而且引发 C 的不是A，而是 B。ABC 法则告诉我们，每个人的感觉都是自己的选择，我们要为自己的感觉负责。当我们有情绪或负面感受的时候，可以用"我信息"表达情绪、分享感觉，而不是抱怨、攻击或责备，如此，才能帮助我们和伴侣、孩子达成沟通与相互理解的目的。

朱明母子互相指责是"你信息"在起作用，只是要求别人按"我"的期待、希望、要求来说话、做事。要改善朱明母子的关系，就要让母子俩学会换位思考，用"我信息"表达，即在表达看法时只表达自己的感受。于是，我对朱明母子解释了情绪 ABC 理论和"我信息"表达法，并且对他们进行了训练。虽然刚开始，母子俩说起来有点结巴，但毕竟母子连心，不一会儿，母子俩说起来就流畅了。

"妈妈，其实我也很想把学习搞好，毕竟学习成绩好是有面子的。你一直要求我好好学习，是你爱我，希望我有一个美好的将来。我也一直在努力，成绩上不去我也很懊恼。你一教育我，我就莫名上火，就要和你对抗，就要让你难受。其实，我不是不想你管我，是希望你换一种方式管我，譬如，鼓励我、给我一些学习方法的指导。我这个年龄，情绪不稳定，也很难控制，一发起脾气来就会犟到底。妈妈，请原谅，我总伤害你。"朱明流着眼泪说。

"我的脾气也不好，没有给你进步的时间，总希望你能够很快地达到我的要求。看你成绩上不去，我就觉得很丢脸，在亲人、朋友、同事面前抬不起头，觉得活着没有希望；吃饭不香，睡觉不安，一天到晚焦虑紧张。于是，我就把自己的不好情绪变成唠叨，指责你的种种不是，对你冷言冷语、甚至恶语相向，这其实是妈妈无能为力的表现，妈妈好没用。唉……"李女士的懊悔之情溢于言表。

"妈妈，我朝你大喊大叫'别碰我东西！''你别管我！''我不告诉你！''关你什么事？''和你没关系''你别进我房间，你滚，你走！'诸如此类的话的时候，其实我的内心也很痛苦，看不起自己，觉得自己很无情、很不孝，也搞不明白自己为什么会变成这样，自己也不认识自己。也许，这就是令人喜欢也令人讨厌的青春期！"朱明说完，陷入沉思。

"妈妈的控制欲太强，总想让你听话。你不听话，我就似乎没有存在感，没有了价值。妈妈这样做的确会让你不开心，让你觉得没有自由，让你难以独立。妈妈已经忘了初心，忘了当初为什么要生下你、要给你一个什么样的生活、什么样的将来！妈妈总用世俗的行为标准要求你，束缚你的思想、束缚你的行为，把你控制在妈妈的世界里！原来，妈妈已经忘记了当初给你生命的使命，忘记了你的生命有自己的精彩！对不起，儿子，请原谅妈妈。"李女士一脸真诚。

"妈妈，你知道我手臂上的刀疤是怎么来的吗？当我和你们发生严重冲突时，我会有一种生不如死的感受，但是我又怕自杀会让你们痛不欲生，于是我就用刀片在自己的手臂上割一刀。当我看见血流出来时，我觉得心里好受一些，就不想去跳楼了，呜，呜，呜……"朱明放声大哭。

"对不起，儿子，妈妈错了，妈妈真的不理解你，都是妈妈的错……"李女士一边道歉，一边流泪，随后也放声大哭。

对于情绪，我们总是需要去表达的，不表达不好，乱表达更不好。人与人之间许多误解、隔阂和伤害，都是由于表达不当而造成的。建设性表达可以先描述对方的行为，再表述自己的情绪，这就使对方非常清楚是自己的哪一个具体行为让对方不高兴了，而不同于被泛泛的指责。"我信息"之所以有建设性，原因在于它传达给对方的都是正能量：我尊重你，我理解你的感受，我相信你的能力，我相信你能为自己的行为负责，我愿意倾听你，我愿意帮助你，我愿意承担我的责任，我愿意表达我自己……

"我信息"表达消除了母子对抗情绪，和解了母子关系。

孩子在青春期的状态是一种"结果"。从教育的角度来讲，孩子年龄越小的时候，父母越是有力量去影响他们。孩子到了青春期时，整个家庭的关系和孩子的状态，基本上可以反映出过去十几年的家庭生活经历所产生的影响，这是躲不掉也藏不了的。

比如在青春期以前，如果父母的教育以控制为主，到了这个阶段，孩子就会出现两种结果。一种是随着孩子的独立意识变得强烈，他特别想要破坏，通过破坏企图获取自己的独立，所以孩子会表现出对父母特别大的抗争，家庭显现的矛盾会增加。另一种就是孩子看起来依然很听话，但是他的神色、表情，乃至整个人身上是看不到任何光彩的。

青春期"逆反"是孩子必然经历的一个过程。事实上，青春期的孩子如果"不逆反"反而是不正常的，如果他没有对成年人所描述的世界产生怀疑反而是不好的，青春期最佳的状态就是在它该发生的时候发生。如果在青春期的时候，父母能够帮助孩子往独立的方向前进一步，就会发现，在这个阶段孩子会慢慢地成为一个更完整、更独立的人。

第三十六计
走 为 上 策

　　本计出自《南齐书·王敬则传》："檀公三十六计，走为上策。"檀公指南朝名将檀道济，相传有《檀公三十六计》，但未见刊本。

　　走为上策原指在战争中看到形势对自己极为不利时就逃走；也形容遇到强敌或者陷入困境时，以离开回避为最好的策略。在心理危机干预中，走为上策引申为来访者的心理问题较为严重，已超出了心理辅导教师的能力范围，心理辅导教师应将来访者转介给更有能力或更擅长的人或者组织去处理，才不失为明智之举。

精神分裂，果断转介

精神分裂症是一种病因未明的严重精神疾病，精神刺激、遗传、生理、环境等都可能引发该病。精神分裂症患者的临床症状复杂多样，不同的人有不同的症状，即使是在同一疾病期内，患者之间的症状也不相同。他们共同的特征是情感、行为不协调，脱离现实环境，有思维障碍等。

"对症施治"是病患治疗的首要原则。精神分裂症的诊断有一套正规的评判标准，需要有专业的医学背景和较为丰富的临床治疗经验，而这些背景和经验，学校心理辅导教师一般比较缺乏，不能做出比较准确的诊断，当然也不具备诊断权，更不具备治疗权。

由于学校心理辅导教师没有诊断权，其得出的评估结果往往会引发争议，令人质疑，甚至会引发司法冲突。因此，专业的事情必须由专业人员或者专业机构来处理。当学生的心理问题比较严重、可能是精神问题时，转介是一种保护学生、保护教师、保护学校、保护教育的明智方式或途径。

精神问题与其他的疾病一样，具有最佳治疗时期。因此，尽可能缩短学生自发病开始到接受正规治疗的时间，可以促进异常心理向积极的、高效的方面发展。因此，及时转介对于学校教育来说是当务之急，必须实施。

有一天，我接到某校一个心理辅导教师的来电，她说她发现一个男生可能有严重的精神疾病，需要我的帮助。于是，我急忙赶到那所学校。

黄觉（化名）是该校初三的学生，平时学习成绩不错，表现也良好。然而就在前几天的模拟考试结束后，黄觉突然性情大变，莫名狂躁，大喊大叫，说自己是如来佛祖，能够降魔除妖，无所不能；又说他看见了许许多多的女鬼，这些女鬼都想要吃他；之后他又是跳上桌子，说要捉拿孙悟空；又是趴在地上，说女鬼在吃他的大腿；黄觉脱下衣裤用火点燃，说是要坐火箭飞上天；用墨水涂满全身，说自己是来自地狱的阎罗王……胡言乱语，行为怪异。

面对一个突然发病的学生，一个可能是精神分裂症的患者，"走为上策"是学校确保正常教育教学的有效策略。

我到了该学校后，马上与黄觉进行会谈。我发现黄觉存在以下几个方面的异常问题：一是严重幻觉，看见各种妖魔鬼怪，把老师和同学当妖怪；二是被害妄想，说许多女鬼要吃掉他；三是关系妄想，说自己是如来佛祖，无所不能；四是行为怪异，上蹿下跳，要上天入地；五是有自残行为，用小刀在自己的胳膊上划出许多口子，说自己在与妖怪打仗，杀死了许多妖怪。

面对黄觉的异常行为，我与校长等领导进行了会谈，建议校长马上通知家长到校，并且赶快与精神病院联系，请求帮助。

在家长到校后，我与校长一起与家长紧急会谈，告知家长孩子的问题以及问题的严重性，建议家长马上送孩子到医院治疗。在医院救护车到达后，学校派人与家长一起把学生送到医院。

面对校园心理危机，其危机的严重性已经超出了教师的工作范围或能力范围，学校和教师必须做出转介的决定，把患者转介给有关专家、心理咨询机构或者医疗部门，以防患者的病情恶化或问题进一步严重化。这就是"走为上策"在校园心理危机中的应用。

作为学校，如何做好高危学生的转介工作？

第一招：安全保护，预防意外

（1）学生若发现有异常行为的高危学生时，应立即做好安全保护工作，谨防该生自伤、自杀，也要防止他采取过激行为伤害身边的同学。

（2）若当时没有老师在场，学生要立即通知老师。

（3）老师到场后，要第一时间采取措施把高危学生紧急隔离，以防事态扩大。

（4）老师要立即通知学校领导和心理老师，请他们紧急赶到现场。

第二招：紧急干预，做出决策

（1）心理老师要马上着手疏导和引导工作，并对该生的问题做出初步评估，提出处理建议。

（2）学校领导要立即打电话通知该生家长赶到学校。

（3）学校领导要马上召开学校心理危机预防与干预领导小组成员会议，通报高危学生现状，做出后续处置决策。

（4）学校领导与家长会谈，告知学生异常表现以及问题的严重性，并告知学校的处置决定。

（5）学校让家长签下《自愿回家治疗书》，完成休学治疗协议。

第三招：协助护送，应急辅导

（1）学校征得家长同意，打电话给 120，请医院派车接学生去医院治疗。

（2）学校与家长一行人护送学生走出校园，坐上 120 救护车。

（3）为防止路途中意外事件发生，学校应派两名身强力壮的男教师随救护车一路护送该生到医院，把学生平平安安地交给医生。

（4）学校要做好该生所在班级学生的心理辅导工作，抚慰因突发事件而感到困惑、难受、悲伤、痛苦的心灵。对于事件之后产生过激反应的学生，要做好应急性创伤辅导工作。

（5）学校要采用多种途径、多种方式开展心理健康知识的科学普及工作，大力宣传心理异常学生言行举止的识辨、判断等方面的知识，做好紧急干预、保护、报告等相关应急处理方法的普及工作。

参 考 文 献

1. 陈才俊. 三十六计[M]. 北京：海潮出版社，2016.

2. 黄希庭，等. 健全人格与心理和谐[M]. 重庆：重庆出版社，2010.

3. 李伟健. 学校心理学[M]. 天津：南开大学出版社. 2006.

4. 浙江省中小学心理健康教育指导中心. 浙江省中小学校园心理危机干预指导手册[M]. 宁波：宁波出版社，2014.

5. 周红五. 心理援助：应对校园心理危机[M]. 重庆：重庆出版社，2016.

6. 朱建军. 我是谁——意象对话解读自我[M]. 合肥：安徽人民出版社，2009.

7. 徐中收. 心灵对话——青少年心理咨询个案录[M]. 北京：华文出版社，2006.

8. [美] Guy Winch. 情绪应急：应对各种日常心理伤害的策略与方法[M]. 孙璐，译. 上海：上海社会科学院出版社，2015.

9. [美] Bessel van Kcik. 身体从未忘记：心理创伤疗愈中的大脑、心智和身体[M]. 北京：机械工业出版社，2018.

10. [英]芭芭拉·皮斯. 身体语言密码[M]. 王甜甜，孙佼，译. 北京：中国城市出版社，2010.

11. 徐中收. 让悲伤的心灵重享阳光[J]. 中小学心理健康教育，2007.

12. 徐中收. 走出"疑似艾滋病"的困扰[J]. 中小学心理健康教育，2011.

后　记

　　人生命的全过程就是由一次次的生命活动所组成。一次次生命活动的质量决定人生命全过程的质量；重视每一次生命活动的质量就是重视生命全过程的质量。

　　生命，特别是人的生命，应当由三个因素构成，即生理（自然属性）、心理（社会属性）和灵性（精神属性）。生命的自然属性，是建立在人的血缘关系基础之上的生理范畴，它主要涉及与人伦和人生（生命长度）有关的性问题、健康问题、安全问题和伦理问题等；生命的社会属性，是人伴随着一定的社会文化和心理基础而发展起来的符号识别和社会人文系统，它涵盖了人的成长、学习、交友、工作、爱情、婚姻等涉及人文、人道的种种方面；生命的精神属性，是一个人"我之为我"的最根本体现和本质要求，也是生命最聚集的闪光点，它包含自性本我、低层本我、人文本我、形象本我和高层本我五个层次，涉及人性与人格。所有这些，组成了人的生命的全部，也即生命维度，其中的每一部分，都蕴含着生与死、得与失、存在与虚无。

　　生命的自然属性也即自然生命，决定着人的生命长度，即寿命的长短；生命的社会属性也即社会生命，决定着人的生命宽度，它是以文化为内核和根基，从零开始不断拓展的；生命的精神属性也即精神生命，决定着人的生命高度，它并非纯粹指人在成功的顺境中所能达到的高度，也指人在失败的逆境中所处的低谷，因为生命的深刻体验和灵性的深层次激发，也构成了富有意义的生命高度的一部分。生命长度、生命宽度和生命高度统一在一起，共同凝成了人的生命亮度，也即个体生命"我之为我"的生命亮点。

　　从事中小学心理健康教育工作二十多载，我一直对于生命及其生命教育充满浓厚的兴趣并"一意孤行"：帮助青少年学生学会珍爱生命，完整理解生命的意义，积极创造生命的价值；帮助青少年学生在关注自身生命的同时，尊重、热爱他人的生命；帮助青少年学生明白让有生命的其他物种和谐地同在一片蓝天下；帮助青少年学生在关心今日生命之享用的同时，还应该

关怀明日生命之发展。

然而，现代社会物质生活的日益丰富和社会环境的纷繁复杂，使青少年学生的生理成熟期明显提前，极易产生生理、心理和道德发展的不平衡现象。长期以来，由于生理发展过程中出现的困惑常常得不到及时指导，对无法预料且时有发生的隐性伤害往往难以应对，导致一些学生产生心理脆弱、思想困惑、行为失控等现象。青少年学生的心理危机问题时有发生，并有严重化趋势。

作为一名学校心理健康教育工作者，我除了积极宣传普及心理健康知识和技能之外，还投入大量的时间和精力为青少年学生的心理健康开展心理服务工作，做了数千个心理辅导案例，化解了青少年学生成长过程中所遇到的种种困惑、心理创伤和心理障碍，减少了由此发生的情绪障碍、自残与自杀等心理危机事件。

为促进中小学心理教师、心理咨询师和社区工作者专业发展，帮助广大家长提高家庭教育的实效，我把自己多年的案例经验提炼总结出来，并与我国古代兵书《三十六计》相结合，斗胆形成个人的心理辅导"专著"——《心理危机干预36计》，以抛砖引玉。

在此书的写作过程中，我获得了许多专家、领导、同行和朋友的大力相助，特深表感谢和感恩。

衷心感谢浙江师范大学副校长、博士生导师、中国心理学会认定心理学家、中国心理学会常务理事、学校心理学专业委员会主任委员、教育部中小学心理健康教育专家指导委员会委员李伟健教授。李伟健教授是我的硕士研究生导师，是我心理学工作的引路人，也是我的人生导师，他用生命滋养我的生命，滋润着我的成长。

衷心感谢浙江师范大学研究生院常务副院长孙炳海教授、浙江师范大学李锋盈副教授、李新宇副教授、陈海德副教授、姚静静老师及其团队的大力帮助，为作品锦上添花。衷心感谢浙江师范大学葛亚波老师和谢瑞波老师的精心指导。衷心感谢浙江师范大学"李子园"师兄弟姐妹们的大力协助。

衷心感谢浙江师范大学特级教师工作流动站周跃良教授和黄静教授引领，帮助我在专业发展道路上不断前进。

衷心感谢浙江省永康市教育局党委书记谢滔局长及其他领导的精心培

养，给我一片广阔的天地，帮助我一路成长。特别感谢浙江省永康市教育局名师工程的创建，为我提供了一个不断成长的平台。

衷心感谢浙江省永康市教师进修学校陈波校长、周贤君副校长和胡伟年书记、施洪顺书记、胡锦绣书记及老校长李宝贵先生、王钟宝先生的鼎力支持，帮助我走上专业成长之路。

衷心感谢浙江省永康市教师进修学校童竝老师、吕秀珍老师、倪丽香老师及其他同仁的无私帮助，让我感受到一家人的温暖。

衷心感谢"浙江省徐中收名师工作室"全体学科带头人及其他成员的陪伴，心育路上共沐阳光和风雨。

衷心感谢挚友朱业标老师一路同行，有你真好。

徐中收

后记

195